中国古医籍整理丛书

伤 寒 正 宗

清·史以甲 著

徐江雁　尹笑丹　娄蓓蓓　郭凤鹏　校注

中国中医药出版社

·北 京·

图书在版编目（CIP）数据

伤寒正宗/（清）史以甲著；徐江雁等校注—北京：
中国中医药出版社，2015.1（2021.5 重印）
（中国古医籍整理丛书）
ISBN 978 - 7 - 5132 - 2218 - 1

Ⅰ.①伤… Ⅱ.①史…②徐… Ⅲ.①《伤寒论》－研究
Ⅳ.①R222.29

中国版本图书馆 CIP 数据核字（2014）第 282262 号

中 国 中 医 药 出 版 社 出 版
北京经济技术开发区科创十三街31号院二区8号楼
邮政编码 100176
传真 010 64405721
廊坊市祥丰印刷有限公司印刷
各地新华书店经销

*

开本 710×1000 1/16 印张 18.75 字数 150 千字
2015 年 1 月第 1 版 2021 年 5 月第 2 次印刷
书 号 ISBN 978 - 7 - 5132 - 2218 - 1

*

定价 56.00 元
网址 www.cptcm.com

国家中医药管理局
中医药古籍保护与利用能力建设项目
组织工作委员会

主 任 委 员 王国强

副 主 任 委 员 王志勇 李大宁

执 行 主 任 委 员 曹洪欣 苏钢强 王国辰 欧阳兵

执行副主任委员 李 昱 武 东 李秀明 张成博

委 员

各省市项目组分管领导和主要专家

（山东省）武继彪 欧阳兵 张成博 贾青顺

（江苏省）吴勉华 周仲瑛 段金廒 胡 烈

（上海市）张怀琼 季 光 严世芸 段逸山

（福建省）阮诗玮 陈立典 李灿东 纪立金

（浙江省）徐伟伟 范永升 柴可群 盛增秀

（陕西省）黄立勋 呼 燕 魏少阳 苏荣彪

（河南省）夏祖昌 刘文第 韩新峰 许敬生

（辽宁省）杨关林 康廷国 石 岩 李德新

（四川省）杨殿兴 梁繁荣 余曙光 张 毅

各项目组负责人

王振国（山东省） 王旭东（江苏省） 张如青（上海市）

李灿东（福建省） 陈勇毅（浙江省） 焦振廉（陕西省）

蔡永敏（河南省） 鞠宝兆（辽宁省） 和中浚（四川省）

项目专家组

顾　问　马继兴　张灿玾　李经纬

组　长　余瀛鳌

成　员　李致忠　钱超尘　段逸山　严世芸　鲁兆麟
　　　　郑金生　林端宜　欧阳兵　高文柱　柳长华
　　　　王振国　王旭东　崔　蒙　严季澜　黄龙祥
　　　　陈勇毅　张志清

项目办公室（组织工作委员会办公室）

主　任　王振国　王思成

副主任　王振宇　刘群峰　陈榕虎　杨振宁　朱毓梅
　　　　刘更生　华中健

成　员　陈丽娜　邱　岳　王　庆　王　鹏　王春燕
　　　　郭瑞华　宋咏梅　周　扬　范　磊　张永泰
　　　　罗海鹰　王　爽　王　捷　贺晓路　熊智波

秘　书　张丰聪

前　言

中医药古籍是传承中华优秀文化的重要载体，也是中医学传承数千年的知识宝库，凝聚着中华民族特有的精神价值、思维方法、生命理论和医疗经验，不仅对于传承中医学术具有重要的历史价值，更是现代中医药科技创新和学术进步的源头和根基。保护和利用好中医药古籍，是弘扬中国优秀传统文化、传承中医学术的必由之路，事关中医药事业发展全局。

1949 年以来，在政府的大力支持和推动下，开展了系统的中医药古籍整理研究。1958 年，国务院科学规划委员会古籍整理出版规划小组在北京成立，负责指导全国的古籍整理出版工作。1982 年，国务院古籍整理出版规划小组召开全国古籍整理出版规划会议，制定了《古籍整理出版规划（1982—1990）》，卫生部先后下达了两批 200 余种中医古籍整理任务，掀起了中医古籍整理研究的新高潮，对中医文化与学术的弘扬、传承和发展，发挥了极其重要的作用，产生了不可估量的深远影响。

2007 年《国务院办公厅关于进一步加强古籍保护工作的意见》明确提出进一步加强古籍整理、出版和研究利用，以及

"保护为主、抢救第一、合理利用、加强管理"的方针。2009年《国务院关于扶持和促进中医药事业发展的若干意见》指出，要"开展中医药古籍普查登记，建立综合信息数据库和珍贵古籍名录，加强整理、出版、研究和利用"。《中医药创新发展规划纲要（2006—2020)》强调继承与创新并重，推动中医药传承与创新发展。

2003~2010年，国家财政多次立项支持中国中医科学院开展针对性中医药古籍抢救保护工作，在中国中医科学院图书馆设立全国唯一的行业古籍保护中心，影印抢救濒危珍本、孤本中医古籍1640余种；整理发布《中国中医古籍总目》；遴选351种孤本收入《中医古籍孤本大全》影印出版；开展了海外中医古籍目录调研和孤本回归工作，收集了11个国家和2个地区137个图书馆的240余种书目，基本摸清流失海外的中医古籍现状，确定国内失传的中医药古籍共有220种，复制出版海外所藏中医药古籍133种。2010年，国家财政部、国家中医药管理局设立"中医药古籍保护与利用能力建设项目"，资助整理400余种中医药古籍，并着眼于加强中医药古籍保护和研究机构建设，培养中医古籍整理研究的后备人才，全面提高中医药古籍保护与利用能力。

在此，国家中医药管理局成立了中医药古籍保护和利用专家组和项目办公室，专家组负责项目指导、咨询、质量把关，项目办公室负责实施过程的统筹协调。专家组成员对古籍整理研究具有丰富的经验，有的专家从事古籍整理研究长达70余年，深知中医药古籍整理研究的重要性、艰巨性与复杂性，履行职责认真务实。专家组从书目确定、版本选择、点校、注释等各方面，为项目实施提供了强有力的专业指导。老一辈专家的学术水平和智慧，是项目成功的重要保证。项目承担单位山东中医药大学、南京中医药大学、上海中医药大学、福建中医药大学、浙江省中医药研究院、陕西省中医药研究院、河南省中医药研究院、辽宁中医药大学、成都中医药大学及所在省市中医药管理部门精心组织，充分发挥区域间互补协作的优势，并得到承担项目出版工作的中国中医药出版社大力配合，全面推进中医药古籍保护与利用网络体系的构建和人才队伍建设，使一批有志于中医学术传承与古籍整理工作的人才凝聚在一起，研究队伍日益壮大，研究水平不断提高。

本着"抢救、保护、发掘、利用"的理念，该项目重点选择近60年未曾出版的重要古医籍，综合考虑所选古籍的保护价值、学术价值和实用价值。400余种中医药古籍涵盖了医经、基础理论、诊法、伤寒金匮、温病、本草、方书、内科、外科、女科、儿科、伤科、眼科、咽喉口齿、针灸推拿、养生、医案医话医论、医史、临证综合等门类，跨越唐、宋、金元、明以迄清末。全部古籍均按照项目办公室组织完成的行业标准《中医古籍整理规范》及《中医药古籍整理细则》进行整理校注，绝大多数中医药古籍是第一次校注出版，一批孤本、稿本、抄本更是首次整理面世。对一些重要学术问题的研究成果，则集中收录于各书的"校注说明"或"校注后记"中。

"既出书又出人"是本项目追求的目标。近年来，中医药古籍整理工作形势严峻，老一辈逐渐退出，新一代普遍存在整理研究古籍的经验不足、专业思想不坚定等问题，使中医古籍整理面临人才流失严重、青黄不接的局面。通过本项目实施，搭建平台，完善机制，培养队伍，提升能力，经过近5年的建设，锻炼了一批优秀人才，老中青三代齐聚一堂，有效地稳定了研究队伍，为中医药古籍整理工作的开展和中医文化与学术的传承提供必备的知识和人才储备。

本项目的实施与《中国古医籍整理丛书》的出版，对于加强中医药古籍文献研究队伍建设、建立古籍研究平台，提高古籍整理水平均具有积极的推动作用，对弘扬我国优秀传统文化，推进中医药继承创新，进一步发挥中医药服务民众的养生保健与防病治病作用将产生深远影响。

第九届、第十届全国人大常委会副委员长许嘉璐先生，国家卫生计生委副主任、国家中医药管理局局长、中华中医药学会会长王国强先生，我国著名医史文献专家、中国中医科学院马继兴先生在百忙之中为丛书作序，我们深表敬意和感谢。

由于参与校注整理工作的人员较多，水平不一，诸多方面尚未臻完善，希望专家、读者不吝赐教。

国家中医药管理局中医药古籍保护与利用能力建设项目办公室

二〇一四年十二月

许 序

"中医"之名立，迄今不逾百年，所以冠以"中"字者，以别于"洋"与"西"也。慎思之，明辨之，斯名之出，无奈耳，或亦时人不甘泯没而特标其犹在之举也。

前此，祖传医术（今世方称为"学"）绵延数千载，救民无数；华夏屡遭时疫，皆仰之以度困厄。中华民族之未如印第安遭染殖民者所携疾病而族灭者，中医之功也。

医兴则国兴，国强则医强。百年运衰，岂但国土肢解，五千年文明亦不得全，非遭泯灭，即蒙冤扭曲。西方医学以其捷便速效，始则为传教之利器，继则以"科学"之冕畅行于中华。中医虽为内外所夹击，斥之为蒙昧，为伪医，然四亿同胞衣食不保，得获西医之益者甚寡，中医犹为人民之所赖。虽然，中国医学日益陵替，乃不可免，势使之然也。呜呼！覆巢之下安有完卵？

嗣后，国家新生，中医旋即得以重振，与西医并举，探寻结合之路。今也，中华诸多文化，自民俗、礼仪、工艺、戏曲、历史、文学，以至伦理、信仰，皆渐复起，中国医学之兴乃属必然。

迄今中医犹为国家医疗系统之辅，城市尤甚。何哉？盖一则西医赖声、光、电技术而于20世纪发展极速，中医则难见其进。二则国人惊羡西医之"立竿见影"，遂以为其事事胜于中医。然西医已自觉将入绝境：其若干医法正负效应相若，甚或负远逾于正；研究医理者，渐知人乃一整体，心、身非如中世纪所认定为二对立物，且人体亦非宇宙之中心，仅为其一小单位，与宇宙万象万物息息相关。认识至此，其已向中国医学之理念"靠拢"矣，虽彼未必知中国医学何如也。唯其不知中国医理何如，纯由其实践而有所悟，益以证中国之认识人体不为伪，亦不为玄虚。然国人知此趋向者，几人？

国医欲再现宋明清高峰，成国中主流医学，则一须继承，一须创新。继承则必深研原典，激清汰浊，复吸纳西医及我藏、蒙、维、回、苗、彝诸民族医术之精华；创新之道，在于今之科技，既用其器，亦参照其道，反思己之医理，审问之，笃行之，深化之，普及之，于普及中认知人体及环境古今之异，以建成当代国医理论。欲达于斯境，或需百年欤？予恐西医既已醒悟，若加力吸收中医精粹，促中医西医深度结合，形成21世纪之新医学，届时"制高点"将在何方？国人于此转折之机，能不忧虑而奋力乎？

予所谓深研之原典，非指一二习见之书、千古权威之作；就医界整体言之，所传所承自应为医籍之全部。盖后世名医所著，乃其秉诸前人所述，总结终生行医用药经验所得，自当已成今世、后世之要籍。

盛世修典，信然。盖典籍得修，方可言传言承。虽前此50余载已启医籍整理、出版之役，惜旋即中辍。阅20载再兴整理、出版之潮，世所罕见之要籍千余部陆续问世，洋洋大观。

今复有"中医药古籍保护与利用能力建设"之工程，集九省市专家，历经五载，董理出版自唐迄清医籍，都 400 余种，凡中医之基础医理、伤寒、温病及各科诊治、医案医话、推拿本草，俱涵盖之。

噫！璐既知此，能不胜其悦乎？汇集刻印医籍，自古有之，然孰与今世之盛且精也！自今而后，中国医家及患者，得览斯典，当于前人益敬而畏之矣。中华民族之屡经灾难而益蕃，乃至未来之永续，端赖之也，自今以往岂可不后出转精乎？典籍既蜂出矣，余则有望于来者。

谨序。

第九届、十届全国人大常委会副委员长

许嘉璐

二〇一四年冬

王 序

中医学是中华民族在长期生产生活实践中，在与疾病作斗争中逐步形成并不断丰富发展的医学科学，是中国古代科学的瑰宝，为中华民族的繁衍昌盛作出了巨大贡献，对世界文明进步产生了积极影响。时至今日，中医学作为我国医学的特色和重要医药卫生资源，与西医学相互补充、相互促进、协调发展，共同担负着维护和促进人民健康的任务，已成为我国医药卫生事业的重要特征和显著优势。

中医药古籍在存世的中华古籍中占有相当重要的比重，不仅是中医学术传承数千年最为重要的知识载体，也是中医为中华民族繁衍昌盛发挥重要作用的历史见证。中医药典籍不仅承载着中医的学术经验，而且蕴含着中华民族优秀的思想文化，凝聚着中华民族的聪明智慧，是祖先留给我们的宝贵物质财富和精神财富。加强对中医药古籍的保护与利用，既是中医学发展的需要，也是传承中华文化的迫切要求，更是历史赋予我们的责任。

2010 年，国家中医药管理局启动了中医药古籍保护与利用能力建设项目。这既是传承中医药的重要工程，也是弘扬优秀民族文化的重要举措，不仅能够全面推进中医药的有效继承和创新发展，为维护人民健康做出贡献，也能够彰显中华民族的璀璨文化，为实现中华民族伟大复兴的中国梦作出贡献。

相信这项工作一定能造福当今，嘉惠后世，福泽绵长。

国家卫生和计划生育委员会副主任

国家中医药管理局局长

中华中医药学会会长

王国强

二〇一四年十二月

马 序

　　新中国成立以来，党和国家高度重视中医药事业发展，重视古籍的保护、整理和研究工作。自 1958 年始，国务院先后成立了三届古籍整理出版规划小组，分别由齐燕铭、李一氓、匡亚明担任组长，主持制订了《整理和出版古籍十年规划（1962—1972）》《古籍整理出版规划（1982—1990）》《中国古籍整理出版十年规划和"八五"计划（1991—2000）》等，而第三次规划中医药古籍整理即纳入其中。1982 年 9 月，卫生部下发《1982—1990 年中医古籍整理出版规划》，1983 年 1 月，中医古籍整理出版办公室正式成立，保证了中医古籍整理出版规划的实施。2002 年 2 月，《国家古籍整理出版"十五"（2001—2005）重点规划》经新闻出版署和全国古籍整理出版规划领导小组批准，颁布实施。其后，又陆续制定了国家古籍整理出版"十一五"和"十二五"重点规划。国家财政多次立项支持中国中医科学院开展针对性中医药古籍抢救保护工作，文化部在中国中医科学院图书馆专门设立全国唯一的行业古籍保护中心，国家先后投入中医药古籍保护专项经费超过 3000 万元，影印抢救濒危珍、善、孤本中医古籍 1640 余种，开展了海外中医古籍目录调研和孤本回归工作。2010 年，国家财政部、国家中医药管理局安排国家公共卫生专项资金，设立了"中医药古籍保护与利用能力建设项目"，这是继 1982～1986 年第一批、第二批重要中医药古籍整理之后的又一次大规模古籍整理工程，重点整理新中国成立后未曾出版的重要古籍，目标是形成并普及规范的通行本、传世本。

为保证项目的顺利实施，项目组特别成立了专家组，承担咨询和技术指导，以及古籍出版之前的审定工作。专家组中的许多成员虽逾古稀之年，但老骥伏枥，孜孜不倦，不仅对项目进行宏观指导和质量把关，更重要的是通过古籍整理，以老带新，言传身教，培养一批中医药古籍整理研究的后备人才，促进了中医药古籍保护和研究机构建设，全面提升了我国中医药古籍保护与利用能力。

作为项目组顾问之一，我深感中医药古籍保护、抢救与整理工作的重要性和紧迫性，也深知传承中医药古籍整理经验任重而道远。令人欣慰的是，在项目实施过程中，我看到了老中青三代的紧密衔接，看到了大家的坚持和努力，看到了年轻一代的成长。相信中医药古籍整理工作的将来会越来越好，中医药学的发展会越来越好。

欣喜之余，以是为序。

中国中医科学院研究员

马继兴

二〇一四年十二月

校注说明

清代医家史以甲所著《伤寒正宗》一书，综合了"错简思想"与"类证法"两种研究方式，在清代伤寒学中别树一帜，具有鲜明的理论特色与学术特点，是继承、发扬伤寒学的专著。

是书成书以来，流传不广，今特予校注整理，复其原貌，正其讹误，释其玄奥，以冀推广发扬仲景书之精义。

一、作者及成书

史以甲，字子仁，号学圃老人，清代江苏江都县人（今扬州市），生卒年月不详。幼时曾习举业，得补诸生，后弃举业，隐居江都县之艾陵湖，业医耕读终老。

史氏平素留心医药，喜读岐黄家书，少时承教于当地名医袁秦邮，尤崇尚仲景学说，醉心于《伤寒论》一书，以之为"岐黄正宗"，故一生致力于《伤寒论》研究。因鉴于"人身所患，惟伤寒一症，阴阳传变，为祸最烈"（自序），而"昔人疏义，虽多发明，亦有少参己意，便致抵牾者，诚非精思，罔能收其所长，汰其所短"（自序），故沉潜仲景《伤寒论》研究三十余年，著成《伤寒正宗》一书，以期明仲景之旨，阐仲景所未发。

二、版本源流及底、校本的选择

《伤寒正宗》一书约成书于清康熙十七年（1678），刻印出版则迟至康熙二十四年（1685）之后。本书刻成之后，流传稀少，及至今日，宇内仅存康熙刻本、日本江户抄本各一部。

康熙刻本首尾封页俱失，且内容略有缺佚，其中卷四据原目录缺"四时不同"一条，卷八末所引《脉法指掌》末尾语意未完，亦有缺失。江户抄本系据刻本抄录，但较刻本内容完整，刻本缺佚、漫漶之处皆可据抄本补足，但抄本颠倒讹夺、误脱误抄之处亦复不少。故本次校注以康熙刻本为底本，径称"原本"，以日本江户抄本为主校本，简称"抄本"，同时以书中所引各家著作为他校本。

三、校注的原则、体例及方法

1. 原书为繁体竖排，今改为简体横排。

2. 底本脱漏缺佚、版蚀漫漶之处，据抄本校补。底本、校本俱缺者，酌据他书或文义校补，并出注说明。

3. 凡通假字出注并引录书证。

4. 底本中的异体字、俗体字，予以径改，不出校记。

5. 底本中用"左""右"代表上下文者，分别改为"下""上"，不出校记。

6. 原书引用诸家述论，虽句有异同，但不碍医理、文义者，不出校记。

7. 书中所引经史典籍或冷僻字词，加以训释，于首见之处出校。

8. 底本中一般笔画之误，如曰、曰，己、已等，予以径改，不出校记（有特殊意义者除外）。

.

序①

　　江都史子仁先生《伤寒正宗》七卷，前三卷释仲景也，后四卷取诸贤之论以翼仲景也。凡为方二百有奇，采方论二十二家，其义备矣，其旨精矣。东汉之书，朱奉议、王叔和、成无己辈咸表彰而阐明之，互有得失，惑乱后学。王履病其累仲景也，欲编类其书，以例居前，次以六经，未果久矣，夫失其所宗矣。盖自书契之作，其理深者其旨远，必得疏解而后明，故《易》之程传、朱子《本义》，《书》之蔡传，《春秋》之胡氏、公羊氏、谷梁氏，《毛诗》《四子》之《集注》，《礼》之陈氏，《三礼》《九经》注疏之颖达、安国，他如预之注《左》，道元之注《水经》，郭象之于《庄》《老》，《史》《汉》之有《索隐》《正义》，皆以阐夫理之难明者也。人读圣贤之书，不得其说，必疲精役神，昼以继夜，及得诠解，如入幽邃者得耀乎光明也，畅于目而快足于心。若夫医药之不得其解，则是听讼之不得其情，而概置于理，害尤甚焉。读之者疲精役神昼以继夜，思所以畅于目而快足于心，其有加矣。疏而明之，犹经之有传，子史之有注，晓于其义而识其所宗，此则先生《正宗》之所由作也。余游郡城，会其

---

① 　该序原本佚失，据抄本补。

书寿梓已竟功，为叙其端。昔先司马①与永严先生②同举进士，自是以后，以世谊得交子仁先生，先生博学嗜古，隐居著书，旁通诸子百家之说，而于岐黄最得其解。问疾者每自远接踵而至，活人甚众，先生未尝有德色也。今以先生之学出而医世、医民，无在不可，乃其辑是书也，又岂仅以救一世之民乎哉。

年家眷侄魏日祈③顿首　撰

---

① 先司马：即魏应嘉，字宾吾，魏日祈之祖，明天启间官兵部左侍郎，故称司马。

② 永严先生：即史启元，字茞卿，史以甲之父，明天启间官湖广按察副使，与魏日祈之祖魏应嘉同为万历甲辰科进士。永严，或为其号。

③ 魏日祈：字子传，魏应嘉之孙，清康熙二十四年进士，官四川高县知县。

伤寒正宗叙

　　昔张南阳著《伤寒方论》，为法一百九十七，为方一百十有三，时称医圣。西晋·王叔和编次其书，引以《内经》，错①以己意，遂使南阳原本不传于世，是以许叔微撰《伤寒辨疑》②、庞安③时补《伤寒方论》、钱仲阳著《伤寒微旨》④、王好古著《仲景详辨》⑤及《伤寒辨惑》⑥。正如秦火经书⑦之后，汉魏以来诸儒搜遗订讹，笺注疏传，经书虽复大明于世，而终不得见全书。逮方约之著伤寒书，先儒称为集大成，而南阳原本究未辨明或是或非。吾友步丘史子仁，隐居不仕，少时尝奉教于明医袁秦邮，得其脉诀，潜心究极，遂通奥玄，决病死生，指下立辨。即验之于行，复取南阳原本，分析为张之论、为王之说，提纲于前，辨解于后，由是南阳原本复大明于世，颜曰《伤

---

　　①　错："措"之借字，放置，添加。《说文》段玉裁注："错，或借为'措'"。

　　②　伤寒辨疑：许氏著有《伤寒辨类》，已佚，见《直斋书录解题》，或即此书。

　　③　安：原本无，据文义补。

　　④　伤寒微旨：钱乙著有《伤寒论指微》，已佚，见宋·刘跂《学易集·钱乙传》，或即此书。

　　⑤　仲景详辨：王好古著，已佚，见载于明·熊宗立《名方类证医书大全·医学源流》。

　　⑥　伤寒辨惑：王好古著，已佚，见载于明·熊宗立《名方类证医书大全·医学源流》。

　　⑦　秦火经书：指秦始皇焚书坑儒。

寒正宗》。书成，予为之叙曰：布帛也，菽粟也，医药也，三者皆生人之至急者也。无布帛则寒而死，无菽粟则饥而死，无医药则病而死。等死耳，而医药尤急。过寒过热，则布帛有以致死；过饱过饥，则菽粟有以致死；致死者有以生之，则惟医药。顾误用医药而致死者，救之则在医书，盖著书皆昔圣昔贤明于医者而后能之也。李明之号称神医，而《东垣十书》于伤寒为尤长；朱彦修时称医圣，尝著《伤寒辨疑》，而总之发明南阳方论之蕴藏也。《正宗》一书，辨其为阴为阳，为阴或似阳，阳或似阴者，即许叔微、王好古之论也；审其变症而即知其本症、察其标病而即知其内伤者，即庞安①时、钱仲阳之论也。李明之多用补中益气，为前人之所未尝有者。朱彦修非之，以为西北之人阳气易降，东南之人阴火易升。而《正宗》不执《局方》②，只论切脉。有以补为主者，即明之之法；有以泻为主者，即彦修之法；合而参之，以成一是者也。予闻医人存救一时一方，医方传救天下后世。

是人也，是书也，功不止一时一方，而在天下后世矣！

濑水遗民周斯③顿首 撰

---

① 安：原本无，据文义补
② 局方：《太平惠民和剂局方》的简称。
③ 周斯：字盛际，号濑水遗民，清溧阳县人（今江苏溧阳），明季诸生。

伤寒正宗序

民之初生，圣人导之以孝悌慈爱之行，知孝悌慈爱矣。有不得其寿而夭死者，慈父孝子之心，每郁结而不通，为之医药以济其夭死而后舒其尤悔，油然畅其欲遂之情。既又惧世之失其学也，载之于书以永其传而久其恩爱。然古人文字言简旨该①，苟非博雅之士，不能读也。后世学士大夫，视为方技之书，不肯竟学，即有一二学者，或执己见以附会，致令简者不明，该者不广。传习之徒，胶柱②其说，慈父孝子之心，间有遏而不遂者矣。甲少侍先君子疾，时尝汤药，察辛温甘寒之味，辨君臣佐使之剂，究心黄帝岐伯之书，冀尽子职于万一，因略得其解。自先君子见背③，遂弃举子所学而学焉。迩来三十余年，闻病之阳，论得其阴，自谓不谬于古。因思出其鄙见，质之当世贤豪，而绵力薄材，未遑多述。窃以人身所患，惟伤寒一症，阴阳传变，为祸最烈，切脉听声，望色写形，毫厘之差，生死以之。而张仲景方论实为正宗，昔人疏义，虽多发明，亦有少参己意，便致抵牾者。诚非精思，罔能收其所长，汰其所短。余不揣固陋，汇诸子之

① 该：广博，完备。
② 胶柱：胶柱鼓瑟的简称，指不会灵活变通。
③ 见背：指父母或长辈去世，这里指撰者史以甲之父去世。

说，折衷《内经》为之诂读焉。夫仲景生东汉之世，文字近古，一言遂包数义，加之训诂，使之意长。其治证相等，仲景每省其文辞，读者竭思始得，为重申其旨，俾之说详。至非仲景之言，勿使附会。其能阐仲景所未言者，另为一卷，以殿其后。庶几简者以明，该者以广，传习者之得所指归乎。今世不乏慈孝之人而宣其抑郁，辅其恩爱。愿与今之学者勉之而已。

时康熙十有七年岁在丁巳①竹秋谷旦题于见山堂中

江都学圃老人史以甲撰

---

① 丁巳：当为"戊午"之误。

凡　例

　　叔和编次仲景之书，引轩岐之经，杂以己意而为之序例，后人不察，错视为仲景之言，又以其说之谬于《内经》，从而曲为之辞，其失仲景之旨不啻什百矣。今仍仲景原文，分作十篇，又合病七篇，共为三卷。庶几淄渑^①有辨，虽非有功仲景而于后学津梁未必非指南云。

　　仲景之书，文字典醇，意义深远。成氏随文顺释，最为详明，间有讹舛，赵、张诸贤，力为救正。近日喻氏著《尚论编》^②，大阐宗旨。余汇集众说，衍为直解，使读者言下会心，无烦词说而了然胸臆矣。至原文则大书，以留仲景之旧；解则分疏，以便诵读之贤，亦不愿愚劣乱典型耳，览者鉴之。

　　王宇泰先生因娄氏《纲目》纂辑《准绳》，于诸症先备列仲景治法，后以诸贤续法附之，验症求治，便于检阅，故不厌其复。第仲景之书，熟读讨究，自能触类旁通，检一二条庸讵穷其奥义乎？今尽汰其重复，盖不欲学者卤莽求之也。

　　《伤寒》一书，仲景方论犹经也，诸贤方论所以翼经

---

　　① 淄渑：淄水和渑水的并称，皆在今山东省。相传二水味虽不同，合之则难辨。今用以代指难以辨别的两种事物

　　② 尚论编：即《尚论篇》，清代喻嘉言著。

者也，尊仲景而遗后贤，岂非好古之过乎？编诸贤方论于仲景之后，庶有所辅翼而益彰也。

宇泰先生曰：黄岐犹羲文①也，仲景其孔子乎？凡后贤立说不轨于黄岐、仲景者尽为臆说，今存而不削，恐削之而人以为挂漏也，故存之而置辨焉。

仲景书以六经编，诸家方论以证参伍错综，义意备矣。宇泰先生《准绳》亦分六经，兹止列证者，盖一证兼数经，统之于一经不可也。

仲景立法，凡曰太阳病者，皆谓脉浮、头项强痛、恶寒也；凡曰阳明病者，皆谓胃家实也；凡曰少阳病，皆谓口苦、咽干、目眩也；凡曰少阴病者，皆谓脉微细，但欲寐也；凡曰厥阴病者，皆谓气上撞心痛，吐蛔也，皆省文也。

凡度者，以一黍之广为分，十分为寸；凡量者，龠容十二铢，合龠为合，升、斗皆垒而成。凡衡者，龠容重十二铢，两之为两，二十四铢为两，十六两为斤，三十斤为钧②。凡称分者，一两分为四分，一分计六铢。称字者，一钱有四字，一字计二分五厘也。

集诸贤论书：成者，无己也；赵者，嗣真也；张者，兼善也；黄者，仲理也；活者，朱肱《活人书》也；庞者，安时也；许者，叔微学士也；本者，许之《本事方》

① 羲文：伏羲与周文王的简称。
② 钧：原本残，据抄本补。

伤寒正宗

二

也；韩者，祗和也；孙者，兆也；洁者，张洁古元素也；云者，元素之子云岐也；垣者，李东垣也；丹者，朱丹溪也；杨者，仁斋士瀛也；海者，王海藏也；王者，履也；罗者，天益也；戴者，元礼也；娄者，全善也；吴者，绶也；薛者，立斋己也；陶者，节庵华也；喻者，嘉言昌也；徐者，忠可彬也；叙例者，叔和之言也；论者，仲景之书也。

目 录

卷之一

太阳经风伤卫之证 ………… 一

  桂枝汤方 ………… 二

  五苓散方 ………… 五

  桂枝加附子汤方 ………… 五

  桂枝加桂汤方 ………… 七

  桂枝人参汤方 ………… 八

  葛根黄芩黄连汤方 ………… 九

  桂枝去芍药汤方 ………… 九

  桂枝去芍药加附子汤方

  ………… 九

  桂枝加厚朴杏子汤方

  ………… 九

  桃仁承气汤方 ………… 一〇

  抵当汤方 ………… 一一

  十枣汤方 ………… 一三

  大陷胸汤方 ………… 一四

  大陷胸丸方 ………… 一五

太阳经寒伤营之证 …… 一五

  麻黄汤方 ………… 一六

  小建中汤方 ………… 一七

  茯苓甘草汤方 ………… 一八

  芍药甘草附子汤方 … 一九

  新加汤方 ………… 一九

  麻黄杏仁甘草石膏汤方

  ………… 二〇

  桂枝甘草汤方 ………… 二一

  茯苓桂枝甘草大枣汤方

  ………… 二一

  厚朴生姜甘草半夏

   人参汤 ………… 二一

  生姜泻心汤方 ………… 二二

  甘草泻心汤方 ………… 二三

  大黄黄连泻心汤方 … 二四

  附子泻心汤方 ………… 二四

  半夏泻心汤方 ………… 二五

  赤石脂禹余粮汤方 … 二六

  大柴胡汤方 ………… 二六

  旋覆代赭石汤方 …… 二六

  小陷胸汤方 ………… 二八

  文蛤散方 ………… 二八

  白散方 ………… 二九

柴胡桂枝汤方 ……… 二九

柴胡加龙骨牡蛎汤 … 三〇

炙甘草汤方 ……… 三一

四逆汤方 ……… 三一

栀子厚朴汤方 ……… 三三

栀子干姜汤方 ……… 三三

栀子豉汤方 ……… 三三

栀子生姜豉汤方 ……… 三四

栀子甘草豉汤方 ……… 三四

干姜附子汤方 ……… 三四

茯苓桂枝白术甘草汤

……… 三五

抵当丸方 ……… 三六

桂枝附子汤方 ……… 三六

去桂加白术汤方即术附

汤 ……… 三七

甘草附子汤方 ……… 三七

麻黄连轺赤小豆汤方

……… 三八

栀子柏皮汤 ……… 三八

太阳经风寒两伤之证 … 三八

大青龙汤方 ……… 三九

温粉方 ……… 四〇

真武汤方 ……… 四〇

桂枝麻黄各半汤方 … 四一

桂枝二越婢一汤方 … 四二

桂枝二麻黄一汤方 … 四二

桂枝去桂加茯苓白术汤

方 ……… 四三

桂枝去芍药加蜀漆龙骨

牡蛎救逆汤方 …… 四三

桂枝甘草龙骨牡蛎汤方

……… 四四

甘草干姜汤方 ……… 四五

芍药甘草汤方 ……… 四五

茯苓四逆汤主之 ……… 四五

黄连汤方 ……… 四六

小青龙汤方 ……… 四七

白虎汤方 ……… 四九

白虎加人参汤 ……… 四九

卷之二

阳明经邪入阳明未离太阳

证 ……… 五〇

小承气汤方 ……… 五一

调胃承气汤方 ……… 五二

猪苓汤方 ……… 五三

茵陈蒿汤方 ……… 五六

阳明经正阳阳明之证 … 五七

蜜煎导方 ……… 五八

猪胆汁方 ·············· 五八

大承气汤方 ············ 六二

麻仁丸方 ·············· 六二

阳明经邪趣少阳未离阳明

之证 ················ 六三

少阳经 ················ 六三

小柴胡汤方 ············ 六四

柴胡桂枝干姜方 ········ 六六

合病 ·················· 六八

桂枝加葛根汤方 ········ 六八

葛根汤方 ·············· 六九

葛根加半夏汤方 ········ 六九

黄芩汤方 ·············· 六九

黄芩加半夏生姜汤方

················ 六九

并病 ·················· 七○

坏病 ·················· 七一

痰病 ·················· 七二

瓜蒂散方 ·············· 七二

卷之三

太阴经证 ·············· 七三

桂枝加芍药汤方 ········ 七四

桂枝加大黄汤方 ········ 七四

少阴经本经宜温之证 ···· 七四

麻黄附子细辛汤方 ··· 七四

附子汤方 ·············· 七五

麻黄附子甘草汤方 ··· 七五

吴茱萸汤方 ············ 七六

白通汤方 ·············· 七七

白通加猪胆汁汤方 ··· 七七

通脉四逆汤方 ·········· 七八

通脉四逆加胆汁汤方

················ 七八

少阴经传经热邪之证 ··· 八○

黄连阿胶汤方 ·········· 八一

桃花汤方 ·············· 八一

猪肤汤方 ·············· 八二

甘草汤方 ·············· 八二

桔梗汤方 ·············· 八二

半夏散及汤方 ·········· 八三

苦酒汤方 ·············· 八三

四逆散方 ·············· 八三

厥阴经证 ·············· 八五

乌梅丸方 ·············· 八七

当归四逆汤方 ·········· 八九

麻黄升麻汤方 ·········· 九○

干姜黄连黄芩人参汤方

················ 九一

白头翁汤方 ············ 九二

过经不解之证 ·········· 九五

　柴胡加芒硝汤方 ······ 九六

瘥后劳复之证 ·········· 九七

　枳实栀子汤方 ········ 九七

　牡蛎泽泻散方 ········ 九八

　理中圆方 ············ 九八

　竹叶石膏汤方 ········ 九九

阴阳易之证 ············ 九九

　烧裩散方 ············ 一〇〇

卷之四

四时不同 ·············· 一〇一

传变 ················· 一〇三

汗下大法 ·············· 一〇五

吐法 ················· 一〇七

愈解 ················· 一〇七

阴阳 ················· 一〇九

表里 ················· 一一二

标本 ················· 一一三

类证 ················· 一一四

察色 ················· 一一六

察目 ················· 一一七

察鼻 ················· 一一七

察口唇 ··············· 一一八

察耳 ················· 一一八

察舌 ················· 一一八

察身 ················· 一一九

卷之五

发热 ················· 一二〇

黄芪汤 ··············· 一二一

川芎汤 ··············· 一二一

九味羌活汤 ············ 一二一

神术汤 ··············· 一二二

解表杂方 ·············· 一二三

和解散《和剂》 ······ 一二三

十味芎苏散 ·········· 一二三

养胃汤《和剂》 ······ 一二四

五积散《和剂》 ······ 一二四

人参败毒散《和剂》

　················· 一二五

参苏饮《元戎》 ······ 一二五

加味香苏散《拔粹》

　················· 一二五

十神汤《和剂》 ······ 一二七

藿香正气散《和剂》

　················· 一二八

大白术汤《保命》

　················· 一二八

本事黄芪建中加当归汤

  …………… 一二九

潮热 …………… 一二九

恶寒 …………… 一三〇

恶风 …………… 一三一

往来寒热 …………… 一三一

疟状 …………… 一三二

头痛 …………… 一三二

项强 …………… 一三四

体痛 …………… 一三四

身重 …………… 一三四

身痒 …………… 一三五

面赤 …………… 一三五

腹满 …………… 一三五

腹痛 …………… 一三六

少腹满 …………… 一三七

胸胁满痛 …………… 一三七

自汗 …………… 一三八

 防风白术牡蛎散 … 一三九

盗汗 …………… 一三九

头汗 …………… 一三九

手足汗 …………… 一四〇

无汗 …………… 一四一

不大便 …………… 一四二

不得卧 …………… 一四二

酸枣仁汤 …………… 一四三

加味温胆汤 …………… 一四四

酸枣汤 …………… 一四四

黄连解毒汤 …………… 一四四

栀子乌梅汤 …………… 一四四

谵语 …………… 一四四

狂乱 …………… 一四六

循衣摸床 …………… 一四七

多眠 …………… 一四七

郁冒 …………… 一四八

烦热 …………… 一四九

烦躁 …………… 一五〇

懊侬 …………… 一五一

卷之六

渴 …………… 一五二

漱水不欲咽 …………… 一五四

呕 …………… 一五四

哕 …………… 一五六

 橘皮干姜汤 …………… 一五七

 羌活附子散 …………… 一五七

 生姜半夏汤 …………… 一五八

噫气 …………… 一五八

口燥咽干 …………… 一五八

咽痛 …………… 一五九

头眩 …………………… 一六〇

耳聋 …………………… 一六〇

不能言 ………………… 一六一

鼻鼾鼻鸣………………… 一六一

咳嗽 …………………… 一六一

喘 ……………………… 一六二

　加减泻白散 ……… 一六四

短气 …………………… 一六四

结胸 …………………… 一六四

脏结 …………………… 一六六

痞 ……………………… 一六六

吐利 …………………… 一六七

下利 …………………… 一六七

气上冲心 ……………… 一六八

吐蛔 …………………… 一六九

奔豚 …………………… 一六九

厥逆 …………………… 一七〇

振战栗 ………………… 一七二

　羊肉汤……………… 一七二

筋惕肉瞤………………… 一七三

惊悸 …………………… 一七三

舌苔 …………………… 一七四

小便不利………………… 一七五

　八正散 …………… 一七六

小便自利………………… 一七六

遗溺 …………………… 一七七

　清心莲子饮 ……… 一七八

衄 ……………………… 一七八

　犀角地黄汤 ……… 一七九

　茅花汤………………… 一七九

吐血 …………………… 一八〇

便脓血 ………………… 一八〇

热入血室………………… 一八一

蓄血 …………………… 一八一

卷之七

身黄 …………………… 一八三

　本事瓜蒂散 ……… 一八四

身肿 …………………… 一八五

足蜷 …………………… 一八五

四肢拘急………………… 一八五

瘈疭 …………………… 一八六

　小续命汤………………… 一八六

　牛蒡根散………………… 一八七

痓 ……………………… 一八七

直视 …………………… 一八七

反能食 ………………… 一八八

腹鸣 …………………… 一八八

囊缩 …………………… 一八八

　正阳散………………… 一八九

阳毒 …………………… 一九〇

　升麻鳖甲汤《金匮》

　　…………………… 一九〇

　阳毒升麻汤 …………… 一九一

　阳毒栀子汤 …………… 一九一

　大黄散………………… 一九一

　黑奴丸………………… 一九一

　水渍法………………… 一九二

阴毒 …………………… 一九二

　阴毒甘草汤《活人》

　　…………………… 一九二

　正元散………………… 一九四

　退阴散………………… 一九四

　五胜散………………… 一九五

　白术散海……………… 一九五

　附子回阳散《良方》

　　…………………… 一九五

　破阴丹………………… 一九六

　霹雳散………………… 一九六

　来复丹《和剂》

　　…………………… 一九六

发斑 …………………… 一九七

　升麻葛根汤 …………… 二〇〇

　三因加味羌活散 … 二〇〇

　加味小柴胡汤 …… 二〇一

消毒犀角散 ……… 二〇一

大青四物汤 ……… 二〇一

黑膏 ……………… 二〇二

葛根橘皮汤 ……… 二〇二

黄连一物汤 ……… 二〇二

犀角大青汤 ……… 二〇二

黄连解毒汤 ……… 二〇二

治内伤寒与阴证发斑

　之剂 ……………… 二〇三

　调中汤…………… 二〇三

　建中汤…………… 二〇三

　人参三白汤 ……… 二〇三

狐惑 ……………… 二〇三

　治䘌桃仁汤 ……… 二〇四

　黄连犀角汤 ……… 二〇四

　雄黄锐散………… 二〇四

百合病 …………… 二〇五

　百合知母汤 ……… 二〇六

　滑石代赭汤 ……… 二〇六

　百合鸡子汤 ……… 二〇六

　百合地黄汤 ……… 二〇七

　百合洗方………… 二〇七

　瓜蒌牡蛎散 ……… 二〇七

　百合滑石散 ……… 二〇七

表热里寒表寒里热 … 二〇七

两感 …………………… 二〇八

卷之八

劳复食复………………… 二一〇
　补脾汤………………… 二一〇
　雄鼠屎汤……………… 二一〇
瘥后诸病………………… 二一一
　惊悸 …………………… 二一二
　　茯神散……………… 二一二
　　温胆汤……………… 二一二
　梦泄 …………………… 二一二
　　牡蛎散……………… 二一二
　失音 …………………… 二一二
　　二沥汤……………… 二一二
　呕哕 …………………… 二一三
　　人参汤……………… 二一三
　下利脓血……………… 二一三
　　黄连丸……………… 二一三
　豌豆疮………………… 二一三
　遗毒 …………………… 二一三
　　连翘败毒散………… 二一三
　　消毒救苦散………… 二一四
　昏冒 …………………… 二一四
　虚弱治例……………… 二一四
　　当归六黄汤………… 二一四

　　朱砂安神丸 ………… 二一五
　　六君子汤…………… 二一五
　　养脾汤……………… 二一五
阴阳易女劳复…………… 二一五
　竹皮汤………………… 二一七
　赤衣散………………… 二一七
　青竹茹汤……………… 二一七
　猳鼠粪汤……………… 二一七
　当归白术汤…………… 二一七
温 ……………………… 二一七
　葳蕤汤………………… 二一九
　知母干葛汤…………… 二二〇
　防己汤………………… 二二〇
　瓜蒌根汤……………… 二二〇
　升麻解肌汤…………… 二二〇
　三黄石膏汤…………… 二二〇
暑 ……………………… 二二一
　大顺散………………… 二二三
　香薷饮………………… 二二四
暑风 …………………… 二二四
疟 ……………………… 二二五
疫 ……………………… 二二五
湿 ……………………… 二二七
湿温 …………………… 二二八
痰证 …………………… 二二八

脚气 …………………… 二二九

内伤 …………………… 二二九

妇人伤寒…………………… 二三〇

　干姜柴胡汤 ………… 二三一

　小柴胡加地黄汤 … 二三一

妊娠 …………………… 二三一

　表虚六合汤 ………… 二三一

　表实六合汤 ………… 二三一

　风湿六合汤 ………… 二三二

　升麻六合汤 ………… 二三二

　柴胡六合汤 ………… 二三二

　大黄六合汤 ………… 二三二

　人参六合汤 ………… 二三二

　厚朴六合汤 ………… 二三二

　栀子六合汤 ………… 二三二

　石膏六合汤 ………… 二三二

　茯苓六合汤 ………… 二三二

　胶艾六合汤 ………… 二三三

　附子六合汤 ………… 二三三

　四物大黄汤 ………… 二三三

　葱白汤 ……………… 二三三

　紫苏散 ……………… 二三三

产后 …………………… 二三三

小儿伤寒…………………… 二三四

　大青膏 ……………… 二三五

　惺惺散 ……………… 二三六

　人参羌活散 ………… 二三六

　七宝散……………… 二三六

伤寒脉法指掌《仁斋直

　指》 ………………… 二三七

　四时脉 ……………… 二三七

　六经本脉 …………… 二三七

校注后记 …………… 二四三

卷之一

太阳经风伤卫之证

太阳之为病，中风、伤寒。脉初尺寸俱浮，头项强痛而恶寒。太阳膀胱六经之首。主皮肤而统营卫，所以为受病之始。

病有风寒不同发热恶寒者，发于阳也；风为阳，卫亦阳。无热恶寒者，发于阴也。寒为阴，营亦阴。发于阳者，六日传经已尽七日愈；发于阴者，六日经尽愈。以阳数七主进阴数六主退也。

太阳病，头痛至七日已上自愈者，以其行经尽故也。若不愈欲再作经者，七日传太阳，八日传阳明，法当针足阳明，阳明中土，万物所归，无所复传之地，邪易解散。使经不传则愈。

太阳病欲解时，从巳至未上。太阳经之王时故也。

欲自解者，必当先烦，乃有汗而解。何以知之？以其脉浮则邪还于表矣，故知汗出解也。使脉不浮而烦，则邪内入之候。

太阳病，发热，汗出，恶风，脉缓者，名为中风。

太阳中风，风为阳阳邪入卫，其脉必外浮而营无邪助阴脉内弱，阳浮者，热自发；阴弱者，汗自出，内气馁而啬啬恶寒，外体疏而淅淅恶风，翕翕然气蒸湿润而发热，邪上壅而鼻鸣，邪上逆而干呕者，宜解肌散表之阳邪桂枝汤主之。

桂枝汤方

桂枝三两，去皮　芍药三两　甘草二两，炙　生姜三两，切　大枣十二枚，擘

上五味，哎咀。以水七升，微火煮取三升，去滓，适寒温服①。服已须臾，啜热粥一升余，以助药力，使谷气内充则邪不能入。温服令一时许，遍身漐漐微似有汗者益佳，不可令如水流漓，病必不愈。汗太过则邪未入而先扰其营，甚则汗不止而亡阳。若一服汗出病瘥，停后服，不必尽剂；若不汗，重服依前法；又不汗，后服小促役其间，半日许令三服尽；若病重者，一昼一夜服，周时观之。服一剂尽，病证犹在者，更作服；若汗不出者，乃服至二三剂。禁生冷、粘滑、肉面、五辛、酒酪、臭恶等物。

成　仲景以解肌为轻，以发汗为重。故发汗、吐、下后身疼不休者，津液内耗也。虽有表邪而止可解肌，故须桂枝汤少和之也。桂枝辛热，用之为君，是辛甘发散为阳之意，盖发散风邪必以辛为主。《内经》所谓："风淫所胜，平以辛，佐以苦，以甘缓之，以酸收之"，是以芍药为臣，而甘草为佐也。《内经》曰："风淫于内，以甘缓之，以辛散之"，生姜味辛温，大枣味甘温，是用以为使，而此又不特专以发散，以脾主为胃行其津液，枣姜之用，专行脾之津液而和荣卫者。麻黄汤不用姜枣，专于发汗，

---

①　温服：以下《伤寒论》有"一升"二字。

不行化而津液得通矣。

　　垣　仲景治表虚制此汤。桂枝辛热，发散助阳，体轻本乎天者亲上。故桂枝为君，芍药、甘草佐之。如阳脉涩阴脉弦，法当腹中急痛，乃制小建中汤，以芍药为君，桂枝、甘草佐之。一则治其表虚，一则治其里虚，故各有主用也。以桂枝易肉桂治寒腹痛，神品药也。如夏中热腹痛，少加黄芩去桂，痛立止。桂于春夏二时为禁药。

　　桂枝本为解肌，禁用者三。若其人脉浮紧、发热、汗不出者为寒伤营，不可与也，与之则寒邪留连肉腠间。当须识此，勿令误也！

　　桂枝辛甘，本胃所喜。凡服桂枝汤吐者，因湿热素盛，得桂枝则两热相合，热愈淫溢于上焦。其后必吐脓血也。

　　酒客病，湿热搏结胸中，才挟外邪，必增满逆。不可与桂枝，得汤则呕，以酒客不喜甘故也。须以辛凉彻其热，辛苦消其满。

　　发汗后，水药不得入口，则中满已极，此为水上逆，若更与桂枝以发汗，重动其满必吐下不止。

　　太阳病，主用桂枝者七。头痛、发热、汗出、恶风者，桂枝汤主之。

　　太阳病，外证未解，脉浮弱者，当以汗解，宜桂枝汤。

　　太阳病，发热汗出者，此为营无邪助而弱，卫因邪助而强，故使汗出，欲救邪风者，宜桂枝汤主之。

病人脏中宿无他病，表中风邪时发热，时或不热自汗出而不愈者，此为卫不和也，先其未发热之时，发汗则愈，宜桂枝汤主之。

病尝自汗出者，此为营气和，营气和者，外不谐，以卫气不共营气和谐故尔，以营行脉中，卫行脉外，复发其汗，使邪从肌窍出营卫和则愈，宜桂枝汤。

太阳病，初服桂枝汤，反烦不解者，以肌窍未开，药力引动风邪，邪无出路，因内而生烦。先刺风池、风府以泻风热之暴，却与桂枝汤引邪外出则愈。

风家服桂枝已表解而不了了者，风邪虽去，而阳气扰攘，未得遽宁，即欲治之，无可治也，七日不愈，俟十二日余邪尽出，正①气复理②愈矣，宜勿药。

中风发热，不行解肌六七日，汗虽多，徒伤津液，表不解而烦，有表里证，渴欲③饮水，水入则吐者，邪入于腑，挟饮上逆，故外水格而不得入。名曰水逆，五苓散主之。服散多服暖水，汗出愈。膀胱为津液之府，五苓通调水道，火热得化，津液得全矣。

太阳病，不行解肌，反行发汗。发汗后，大汗出，津液内耗胃中干，烦躁不得眠，欲得水饮者，少少与饮之，令胃气和则愈；若脉浮，小便不利，微热，消渴者，腑热全具，

---

① 正：原本残，据抄本补。

② 理：正常。

③ 欲：原作"致"，据抄本、《伤寒论》改。

不可因脉浮而与桂枝汤，第宜导湿，滋干，消热，与五苓散主之。

五苓散方

猪苓十八铢　泽泻一两六铢半　茯苓十八铢　肉桂去粗皮，半两　白术十八铢

上五味为末，以白饮和服方寸匕，日三服。

《内经》曰："淡味渗泄为阳"。水饮内蓄，须渗泄之，必以甘淡为主，故以茯苓甘平为君，猪苓甘平为臣，虽甘也，终归甘淡；脾恶湿，故以白术甘温为佐，以益脾胜湿。《内经》曰："咸味渗泄为阴"。泄饮导溺必以咸为助，故以泽泻为使。水蓄不行，则肾气燥，《内经》曰："肾恶燥，急食辛以润之"，散湿润燥必以桂枝辛热为使。

太阳病误行发汗，汗出不解，其人仍发热、心下悸，头眩，身瞤动，振振欲擗地避处者，汗出过多，卫气解散故也。真武汤主之。阴证似阳，欲坐井中，避热就冷，汗多亡阳，欲入土中，避虚就实也。○擗与躃同。

太阳病误行发汗，遂漏不止，其人腠理大开，为风袭而恶风，津液外泄不下渗，兼以卫气外脱，膀胱之化不行，而小便难，无津液以养筋脉，兼以风入增劲，而四肢微急，难以屈伸者，此阳气津液两亡，加之外风复入，宜固表驱风。桂枝加附子汤主之。

桂枝加附子汤方

于桂枝汤内加附子一枚，炮去皮，破八片，余依前法。

太阳病中风，以火劫发汗。风，阳也；火，阳也。邪风被

火热，血气流溢，失其常度，两阳相熏灼，其身发黄，阳盛则欲衄，宜黄芩汤。阴虚则小便难，宜五苓散。阴阳俱虚竭，身体则枯燥，阳邪上壅，不下通阴。但头汗出，剂颈而还，腹满而喘，热内郁也。口干咽烂，火上熏也。或不大便，火入胃也。久则谵语，甚者至哕，手足躁扰，捻衣摸床，邪火内炽，真阴消亡之象。如尚小便利者，夫水出高源，小便利则津液不枯、肺气不逆，肾以膀胱为府，小便利，则膀胱气化行，肾水未枯，真阴未亡。其人尚为可治，宜急驱阳以存阴气。

太阳病二日，反躁，反熨其背而大汗出，宜病解，然火邪大热入胃，胃中水竭，躁烦，必发谵语。迟至十余日不得解，忽振栗自下利者，是火邪从大肠下奔，此为欲解也。不解者何故？其汗从腰已下不得汗也，其势轻于汗出剂颈者，欲小便不得，阳邪闭拒阴窍反呕者，邪从上越也。欲失溲，邪将从前阴出。足下恶风，邪在下也。大便硬，火势衰也。胃火既减，小便当数而反不数，则津液回。及至津液回肠润，必多大便已，大便多则小便利，肠胃之间邪热散而不持①，腰已下得汗可知矣。得汗则阴分之阳邪外解，身半已上之阴气得上，必无头痛，身半已下之阳气得下，足心不当热。头卓然而痛，其人足心必热者，此火邪助虐，谷气下流故也。

太阳病，其人胃中津液素乏，以火熏之，复受火邪不得汗，其人必躁，由是阳邪深入血室，再传到太阳经，不解而热加甚必清血，名为火邪。宜治火邪而不治其血。○清与圊同。

---

① 持：守。

伤寒正宗

六

微数之脉，阴虚多热之征，慎不可灸，因火为邪则为烦逆，追虚逐实，血散脉中，火气虽微，内攻有力，焦骨伤筋，血难复也。

烧针令其汗，针处被寒所侵，核起而赤者，肾邪动也，必发奔豚，气从少腹上冲心状如豚突者，灸其核上各一壮，与桂枝加桂汤更加桂。北方肾邪，唯桂能伐之，用①桂三倍，外解风邪，内泻阴气也。

桂枝加桂汤方

于桂枝汤内，更加桂二两，共五两，余依前法。

太阳病，当恶寒发热，今自汗出，不恶寒发热，关上脉细数者，以医不行解肌而妄吐之过也。一二日病在太阳吐之者，腹中饥，口不能食。三四日病在阳明吐之者，不喜糜粥，欲食冷食，胃气受伤故也，及脾中真阳受伤则朝食暮吐，以医吐之所致，外感虽除，脾胃内伤。此为小逆。

太阳病吐之，伤胃之阴，但太阳病当恶寒，今反不恶寒，不欲近衣，虚热之证，此为吐之伤津液而内烦也。

太阳病，外证未解者，不可下也，下之为逆而生结胸诸证，欲解外者，宜桂枝汤主之。

太阳病，先误行发汗不解，而复误行下之，脉浮者，不愈。浮为在外而反下之，故令不愈。今脉浮证无他变故知在外，虽经汗下当须解外则愈，宜桂枝汤主之。

---

① 用：原作"川"，据抄本改。

太阳病，误行下之，其气上冲者，可从表里两解。与桂枝汤方，用前法。以桂枝加大黄汤与之，则表邪外出，里邪内出。若不上冲者，不可与之。

太阳病，外证未除而数下之，以致里虚。遂协热下利，利下不止①，正虚邪实而致心下痞硬，表里不解者，表未除桂枝解之，里不足理中和之。桂枝人参汤主之。

桂枝人参汤方

桂枝去粗皮　甘草炙，各四两　白术　人参　干姜各三两

上五味，以水九升，先煮四味，取五升，纳桂更煮，取三升，温服一升，日再服，夜一服。

张　或问：大柴胡汤，泻也；桂枝人参汤，补也；何为皆治下利心下痞硬？予曰：此非里实，乃下之早，因作痞，里虚协热而利也。成注云：若表解而下利，心下痞者，是里实也，可与泻心汤。若不下利，表不解而心下痞者，可先解表而后攻痞。此以表里不解，故与桂枝人参汤和里解表。夫伤寒发热，汗出不解，心下痞硬，呕吐而下利者，表和而里病也，以心下痞硬故为实，当以大柴胡下之。二者痞硬同而虚实殊，故药有攻补之异也。

太阳病，桂枝证，医反下之，利遂不止者，则热邪未传阳明之经，已入阳明之腑。脉促者为阳盛，知表未解也。里热，气逆喘而汗出者，葛根黄芩黄连汤主之。葛根主阳明之表，芩

---

① 止：原本漫漶，据抄本、《伤寒论》补。

连以清里热，不治喘利而喘利自己。

葛根黄芩黄连汤方

葛根半斤　甘草二两，炙　黄芩二两　黄连三两

上以水八升，先煮葛根，至减二升，更入诸药，煮取二升，去滓，分二次温服。

太阳病下之后，脉促，但见胸满者，满而不痛，胸未结也。桂枝去芍药汤主之。芍药属阴，恐领阳邪下入腹中，且误下肠胃为苦寒所伤，不宜更寒。若微恶寒者，阳虚已著①，宜回其阳。去芍药方中加附子汤主之。

桂枝去芍药汤方

于桂枝汤内去芍药，余依前法。

桂枝去芍药加附子汤方

于桂枝汤内去芍药，加附子一枚，炮去皮，切八片，余依前法。

太阳病误行下之，里气上逆微喘者，是邪不能传里表未解故也，桂枝加厚朴杏子汤主之。喘家有汗，是风甚气壅也。桂枝汤以解外邪加厚朴杏子以降逆气佳。微里之剂。

桂枝加厚朴杏子汤方

于桂枝汤内，加厚朴二两，杏子五十个，去皮尖，余依前法。

---

① 著：明显。

太阳病误行下之，当凭其脉以定变，脉促，阳邪上盛不结胸者，邪未陷入可从表出，此为欲解也。脉促而加之浮者，阳邪充满阳位，必结胸也。脉浮而紧者，必咽痛，脉浮而弦者，必两胁拘急。脉浮而细数者，头痛未止，皆太阳本病之脉，故主病亦在太阳之本位。若脉沉紧者，邪入阴分，但入而未深，气上冲必欲呕。脉沉滑者则邪入于阴，必协热利。脉浮滑者则邪在营分扰动其血也，必下血。

太阳病不解，热结膀胱，寒水之经，水得热邪，必沸腾而上侮心火。其人如狂，血自下，下者则邪热不留自愈。其外不解者，尚未可攻，当先解外，外解已，但少腹急结者，膀胱血畜①不行乃可攻之，宜桃仁承气汤。

桃仁承气汤方

桃仁五十个，去皮尖　桂枝三两，去皮　大黄四两　芒硝二两　甘草二两，炙

上五味，以水七升，煮取二升半，去滓，入芒硝，更上火微沸，下火远食温服五合，日三服，当微利。

喻　桃仁以达血所②，桂枝以解外邪，外邪不解，则血将留恋不下，亦恐膀胱在下，药无向导则运转不灵，故因太阳腑邪，仍借太阳之药，凭硝黄之势，相将③而成解散之功也。若肉桂但有温补之功，不能解太阳随经之

①　畜：通"蓄"，后同。
②　所：处所，此谓血蓄之地。
③　将：帮助。

瘀热。

太阳病六七日，表证仍在_{宜解外}，然脉微而沉，_{邪在里矣}，反不结胸，其人发狂者，以是知热在下焦，少腹当硬满，小便不利_{是无血也}，小便自利者，_{其发狂为畜血下焦谛矣}。下其畜血乃愈，所以然者，以太阳随经瘀热在里故也，_{畜血至于发狂，热势攻心，非峻剂不足动其血}。抵当汤主之。

太阳病，身黄，脉沉结，少腹硬，小便不利者，_{热瘀膀胱，乃无形之气病}。为无血也。_{乃发黄之候，可与茵陈汤}。小便自利，其人如狂者，血证谛也，抵当汤主之。

抵当汤方

水蛭三十个，_熬　虻虫三十个，_{熬去翅足}　桃仁二十个，_{去皮尖}　大黄三两，_{酒浸}

上四味为末，以水五升，煮取三升，去滓，温服一升，不下再服。

血蓄于下，非大毒驶①剂，则不能抵当，故治畜血，曰抵当汤，《内经》曰："咸胜血，苦走血"。故以水蛭咸寒为君，虻虫苦寒为臣，甘缓结，苦泄热，故以桃仁味苦甘平为佐，以散血而缓肝，以大黄苦寒为使，以荡血逐热。

太阳病，小便利者_{为邪不在里}，若以饮水多，_{水未入腹}，

---

① 驶：快，迅速。

先与邪争，必心下悸；饮水多而小便少者，邪热消水必苦里急也。小便不利，茯苓甘草汤；里急，十枣汤。

大下之后复发汗，小便不利者，亡津液故也，若强责其小便膀胱之气化不行，反增硬满胀喘，宜勿治之，俟其津回得小便利必自愈。凡病若发汗，若吐，若下，若亡血，亡津液，阴阳自和者，必自愈。

太阳病下之而不愈，因复发汗，以此表里俱虚，其人因致冒，神识不清，似有物蒙蔽其外者。冒家汗出自愈。所以然者，汗出表和故也。里未和，然后下之。解表桂枝，和里无过大柴①、五苓。

太阳病，表里已虚，余邪未解，若其脉阴阳俱停，可以解矣，必先振栗汗出而解，其有不为振汗邪无出机者，宜辨脉用治。但阳脉微者，是邪乘其阳也。先汗出而解。但阴脉微者，是邪乘其阴也。下之而解。若欲下之，宜调胃承气汤主之。无取于大汗、大下也，盖初病邪气胜，则实之脉，病后正气夺，则虚之脉，最虚之处，邪所容也，此虚者责之之意。

太阳中风，下利呕逆，表解者乃可攻之。其人漐漐汗出，发作有时，此表解之征，而头痛、心下痞、硬满、引胁下痛、干呕、短气，此寒邪挟饮两相搏结，但汗出不恶寒者，此表解里未和也，可攻之候，十枣汤主之。芫花之辛，甘遂、大戟之苦，大枣之甘，盖以益土而胜木也。

① 大柴：大柴胡汤的省文。

十枣汤方

芫花熬　甘遂　大戟　大枣十枚，擘

上三味等分，各别捣为散，以水一升半，先煮大枣肥者十枚，取八合，去滓，纳药末，强人服一钱匕，羸人服半钱，温服之，平旦服。若下少病不除者，明日更服，加半钱，得快下利后，糜粥自养。

太阳病二三日，不能卧，但欲起，阳邪炽盛，逼处心胸，扰乱不宁，知其心下必结也。若脉微弱者，此本有寒分也，素有痰饮，积于心膈，适于外邪相召，邪方盛不可下。反下之，若利止，则邪乘虚而上必作结胸，若利未止者，四日复下之，使邪热不上结，亦因势利道之法，但热邪从表解易，从里解难。此作协热利。热不尽，利亦不得止，危道也，宜黄芩汤。

病发于中风为阳阳邪未外解而反下之，热势乘虚而入，因作结胸，病发于伤寒为阴阴邪未外解而反下之，热入因作痞，塞于心间①所以成结胸者，以下之太早故也。

太阳病，脉浮而动数，浮则为风，数则为热，动则为痛，数则为虚，虚故邪持日久头痛，发热，微盗汗出而反恶寒者，邪持太阳表未解也。医反下之，动数之脉变而为迟，则力绵势缓不能传，且有结而难开之象。膈内之气与外入之邪相格斗，故为拒痛，胃中因下而致空虚，不能冲开外邪，反为客气动膈，于是正气往返邪逼之界，而觉短气不足以息，更加烦躁，心中懊

---

① 间：原作"问"，形近之误，据抄本改。

恢，此皆阳气内陷心下，因硬则为结胸，大陷胸汤主之。若不结胸，但头汗出，余无汗，剂颈而还，小便不利，身必发黄也。

太阳病，重发汗而复下之，不大便五六日，舌上燥而渴，证似于阳明，但日晡所小有潮热，不似阳明大热从心上至少腹硬满而痛，不可近者，若阳明无此大痛，是为太阳结胸兼阳明内实。大陷胸汤主之。

结胸者，项亦强，胸中邪结紧实，项势常昂如柔痉状，下之则和，宜大陷胸丸。

结胸证本当下，然其脉浮大者，表邪未尽不可下，下之是令其结而又结也。则死。

结胸证具烦躁者，津液已竭，胃气垂绝。亦死。

大陷胸汤方

大黄六两，去皮　芒硝一升　甘遂一钱，为末

上三味，以水六升，先煮大黄，取二升，去滓，纳芒硝，煮一两，纳甘遂末，温服一升，得快利，止后服。

结胸者，诸阳受气于胸中，邪气与阳气相结，不能分解，气不通，壅于心下为硬、为痛，处身之高分。夫高者陷之，下者举之，以平为正，故曰陷胸汤也。陷胸破结，非苦寒直达者不能，是以甘遂为君，热盛者以寒消，故以芒硝咸寒为臣，陷胸涤热，故以大黄苦寒为使，利药之中此驶剂也。

大陷胸丸方

大黄半斤　葶苈半升，熬　芒硝半斤　杏仁去皮尖，熬黑，半斤

上四味捣筛二味，纳杏仁、芒硝，合研如脂，和散，取如弹丸一枚，别捣甘遂末一钱匕，白蜜二合，水二升煮取一升，温顿服之。一宿乃下，如不下，更服，取下为效，禁如约法。

海　大陷胸汤，太阳入本药也。大陷胸丸①，阳明药也。小陷胸汤，少阳药也。大陷胸治热实，兼喘。

喻　结胸至项强如柔痓状，但仰而不能俯，为高之至肺中，膹满极矣，故于大陷胸汤又加属火、性急、逐水之葶苈以泄阳分肺中之气闭，加杏仁以治肺中风热散结利气，白蜜留连而润导，以行其迅扫之能也。

太阳中风病，医误行发汗，遂发热恶寒，因复下之，间致心下痞者，此表里俱虚，阴阳气并竭，心下无阳则阴独痞塞，复加烧针以逼劫其阴阳，因胸烦，面色青黄，肤𥆧者，难治；今色微黄，手足温者，易愈。

太阳经寒伤营之证

太阳病或已发热，或未发热，寒伤于营必恶寒，血受病则体重，寒令气上逆则呕逆，脉阴阳俱紧，具此证脉者名曰

---

① 丸：原作"九"，据抄本改。

伤寒。

太阳病，头痛，发热，身痛，腰痛，骨节疼痛，恶风，无汗而喘者，麻黄汤主之。

麻黄汤方

麻黄_{三两，去节} 桂枝_{二两，去皮} 甘草_{一两，熬} 杏仁_{七十个，炮，去皮尖}

上四味，以水九升，先煮麻黄，减二升，去上沫，纳诸药，煮取二升半，去滓，温服八合，覆取微似汗，不须啜粥，余如桂枝法将息。

吴　伤寒发于天令寒冷之时，其寒邪在表，闭其腠理，身疼拘急、恶寒而无汗者，须用麻黄辛苦之药，为能开发腠理，逐寒邪汗出而解也。惟炎暑之时禁用之，宜辛凉之剂以发汗，若葛根、葱白、豆豉之类。

成　本草言，轻可去实，即麻黄、葛根之属。实，谓寒邪在表，汗不出而腠密，邪气胜而表实。麻黄轻剂，味甘苦，用以为君。《内经》曰："寒淫于内，治以甘热，佐以辛苦，"故以桂枝为臣。《内经》曰："肝苦急，急食甘以缓之，"肝者，荣之主也，寒伤营胜卫固，血脉不流，必用味甘之物以缓之，故以甘草味甘平，杏仁味苦温为之佐使。桂枝汤主中风，风则伤卫，风邪并于卫则卫实而荣弱，桂枝汤佐以芍药，用和荣也。麻黄汤主伤寒，寒则伤荣，寒邪并于荣则荣实而卫虚，麻黄汤佐以杏仁用利气也。桂枝本治自汗，今伤寒无汗而用之者，何也？盖麻黄之力最猛，故以桂枝监之，亦但取微汗也。

伤寒一日，太阳受之，脉若静者为不传_{他经}，颇欲吐，若躁烦、脉数急者，_{寒邪变热}为必欲传也。伤寒二三日，阳明少阳证不见者为不传也。伤寒二三日，_{阳气内虚心中悸，}_{阴气内虚而烦者，邪与虚搏必至危困，建立其中气则邪不易入。}小建中汤主之。

小建中汤方

桂枝_{去皮，三两}　甘草_{炙，三两}　大枣_{十二枚，擘}　芍药_{六两}　生姜_{二两}　胶饴_{一升}

上六味，以水七升，煮取三升，去滓，纳胶饴，更上微火消解，温服一升，日三服。呕家不可用建中汤，以甜故也。

脾居四脏之中，生育荣卫，通行津液，故用此汤温健中脏。夫脾欲缓，急食甘以缓之，故以胶饴甘温为君；甘草甘平为臣；桂，辛热，辛散也、润也，荣卫不足，润而散之；芍药味微寒酸，收也、泄也，津液不逮，收而行之，故以芍药、桂为佐；生姜辛温，大枣甘温。胃者，卫之源，脾者，荣之本。卫为阳，阳不足者益之以辛；荣为阴，阴不足者补之以甘，辛甘相合，脾胃健而荣卫通，是以姜枣为使。

太阳伤寒者，加温针，_{本以攻寒，乃荣血得火增热，荣气通}_{心，引热邪内逼必惊也。}

脉浮宜以汗解，用火灸之，邪无从出，因火而盛，_火

热上炎，不下通阴分，故病从腰以下必重而痹，名火逆也。

脉浮者，病在表，可发汗，宜麻黄汤。脉浮而数者，邪将传经，可发汗，宜麻黄汤。

伤寒发汗后病解，半日许复烦，脉浮数者，此为汗后表虚，风邪袭之。可更发汗，然荣虚不能胜麻黄，宜改用桂枝汤。发汗已，脉浮数，加之烦渴者，治宜两解表里，五苓散主之。

伤寒汗出而渴者，五苓散主之固矣，不渴者，里证本轻，茯苓甘草汤主之。

茯苓甘草汤方

茯苓二两　桂枝二两，去皮　生姜三两，切　甘草一两，炙

上四味，以水四升，煮取二升，去滓，分温三服。

茯苓、甘草，益津和卫；桂枝、生姜，助阳解表。

脉浮紧者，法当身疼痛，宜以汗解之，假令其人元气素薄，尺中迟者，必先建中，不可发汗，何以知之然，以荣气不足，血少故也。

脉浮数者，法当汗出而愈。若误行下之，身重、心悸者，纵脉浮数不可发汗，当俟其自汗出乃解。所以然者，尺中脉微，此里阴素虚故也，须表里实，津液自和，便自汗出愈。宜桂枝白术茯苓甘草汤，下后桂枝加芍药汤。

凡用发汗药，宜审病人有无宿疾，若咽喉干燥者，其人津液素亏，不可发汗。以重夺阳明之津液。淋家，膀胱为热所闭，气化不行。不可发汗，发汗则膀胱愈扰，必致便血。

疮家虽身疼痛，为寒伤营，其人肌表素虚，荣血暗耗。不可发汗，发汗则外风袭虚，内血不荣，而成痉。衄家清阳之气素伤不可发汗，更发其汗汗出必额上陷，为上焦枯竭之应，诸脉皆属于目，筋脉紧急，则目直视不能眴、不能眠。

亡血家不可发汗，发汗则阴亡，阳气孤而无偶。寒栗而振，阴阳两竭。汗家，心主血，汗者心之液，平素多汗。重发汗则心脏之血伤，必恍惚心乱，小肠腑血亦伤，小便已阴疼，宜生心血而通水道，与禹余粮丸。方阙。

发汗病不解反恶寒者，荣卫新虚故也，法宜收阴固阳、和其荣卫。芍药甘草附子汤主之。发汗后恶寒者，虚故也；汗出不恶寒者，乃表气未虚。但恶热者，津液干枯，胃中实也，当和胃气，与调胃承气汤。

芍药甘草附子汤方

芍药三两　甘草炙，三两　附子一枚，炮，擘八片

上三味，以水五升，煮取一升五合，去滓，温服。

成　芍药之酸，收敛津液而益荣；附子辛热，固阳气而补卫；甘草之甘，调和辛酸而安正气。

发汗后，阳气新虚，寒邪不能尽出。身疼痛，六部脉沉迟者，荣血不足也，若尺中迟，则素虚与此迥别。桂枝加芍药生姜各一两人参三两新加汤主之。

新加汤方

于桂枝汤加芍药、生姜各一两，人参三两，余依

前法。

桂枝以解未尽之邪，加芍药、生姜、人参以益不足之血。表邪盛则身疼，血虚则身亦疼，其脉浮紧邪盛也，沉微血虚也。盛者损之，虚者益之，此汤虽因汗后不解，盖以汗后新虚，不可更汗，以蹈虚虚之戒。

发汗后，不可更行桂枝汤，误用桂枝汗出而喘，此桂枝固卫，寒不得泄而气逆。无大热者，可与麻黄杏仁甘草石膏汤主之。发汗后，内无大热饮水多者，水气上逆必喘，以水灌之，冷气侵肤，因于内邪相搏。亦喘。此形寒饮冷伤肺，止宜解郁清热，不可复解表。

麻黄证误下后，不可更行桂枝汤，若汗出而喘，表邪未尽无大热者，可与麻黄杏仁甘草石膏汤。

麻黄杏仁甘草石膏汤方

麻黄四两，去节　杏仁五十枚，去皮尖　甘草二两，炙　石膏半斤，碎，绵裹

上四味，以水七升，先煮麻黄，减二升，去上沫，纳诸药，煮取二升，去滓，温服一升。

中风主桂枝，伤寒主麻黄，故中风之误下而喘用厚朴、杏仁加入桂枝汤中，伤寒之误下而喘用石膏加入麻黄汤中，不得以伤寒已得汗之证，误认为伤风有汗而行桂枝也。此汤即麻黄易桂以石膏，意主解郁清热，而不主于发表也。

发汗过多，阳气虚衰，阳本受气于胸中，胸中阳气不足，故

其人叉手自冒心，心下悸，欲得按者，宜为固表缓中桂枝甘草汤主之。未持脉时，病人叉手自冒心，师因教试令咳而不咳者，此必两耳聋无闻也，所以然者，以重发汗阳气虚故如此。与少阳传经邪盛耳聋迥别也。

桂枝甘草汤方

桂枝去皮，四两　甘草炙，二两

上二味，以水三升，煮取一升，去滓，顿服。

发汗后，其人脐下悸者，汗本心液，心气虚而肾气发动，欲作奔豚，茯苓桂枝甘草大枣汤主之。直趋肾界，预伐其邪。

茯苓桂枝甘草大枣汤方

茯苓半斤　桂枝四两，去皮　甘草二两，炙　大枣十二枚，擘

上四味，以甘澜水一斗，先煮茯苓，减二升，纳诸药，煮取三升，去滓，温服一升，日三服。作甘澜水法：取水二斗置大盆内，以勺扬之，水上有珠子五六千颗相逐，取用之。

茯苓以伐肾邪，桂枝能泄奔豚，甘草、大枣之甘滋益脾土以平肾气，煎用甘澜水，扬之无力，取不助肾气也。

发汗后，外无表证腹满胀者，由脾胃气虚，津液搏结，阴气内动壅而为满，非若误吐下后，邪气乘虚入里之实证。厚朴生姜甘草半夏人参汤主之。

厚朴生姜甘草半夏人参汤

厚朴炙，去皮，半斤　生姜半斤　甘草二两，炙　半夏半

升，洗　人参一两

上五味，以水一斗，煮取三升，去滓，温服一升，日三服。

厚朴苦以泄腹满，半夏、生姜辛以散滞气，甘草、人参甘以益脾胃。

伤寒汗出解之后，胃中津液因邪入而内结，因汗而外亡，致胃中不和，伏饮搏聚心下痞硬、干噫、食臭、胁下有水气，水入而旁渗也，腹中雷鸣下利者，胃中水谷不分，生姜泻心汤主之。

生姜泻心汤方

生姜四两　甘草三两，炙　人参三两　干姜一两　黄芩三两　半夏半升，洗　黄连一两　大枣十二枚，擘

上八味，以水一斗，煮取六升，去滓，再煎，取三升，温服一升，日三服。

喻　泻心诸汤及陷胸汤，本太阳表未解误下成痞，与结胸同是胃中受伤，但结胸证是正气不运而阳邪先伤其膈，故阳邪即据阳位而热聚膈上，甚则项强，故以驱热为主。痞证是胃气馁弱而阴邪不能上膈，反注腹中，故阴邪必与阴水为伍而搏饮心下，甚则下利，治以逐饮为主，故用人参、甘、枣以补中，干姜以温胃，姜、半以开痰饮，芩、连以清其热也。此证不因误下，缘胃气本虚，因发汗而邪入内结，胃气不足以开之故耳。

伤寒中风，医反下之，其人下利，日数十行，谷不

化，腹中雷鸣，心下痞硬而满，干呕，心烦不得安，_{误下所}_致，医见心下痞，谓病不尽，复下之，其痞益甚，此非结热，但以胃中虚客气上逆故使硬也，甘草泻心汤主之。

甘草泻心汤方

甘草_{四两}　黄连_{一两}　干姜_{三两}　半夏_{半升，洗}　黄芩_三_两　大枣_{十二枚，擘}

上六味，以水一斗，煮取六升，去滓再煎，取三升，温服一升，日三服。

结胸，邪结在胸中，故曰陷胸汤。痞邪留在心下，故曰泻心汤。苦入心以苦泻之，故以黄连、黄芩降阳而升阴，辛走气，辛以散之，故以半夏、干姜分阴而行阳。阴阳不交曰痞，上下不通曰满，通上下、交阴阳必和其中。中者，脾也。人参、甘草、大枣以补脾而和中也。此汤去人参、生姜而倍甘草、干姜者，因客邪乘虚结于心下，其痞已极，人参补气而温中之力缓，能壮阳而去热之效微，故去之而倍甘草。甘草能调中，且生用则去虚热也，生姜气薄主散，恐领津液上升，客邪从以犯上，故去之而倍干姜以开痞，中满忌甘而此反多用甘草，正塞因塞用之法也。

伤寒大下后复发汗，心下痞恶寒者，表未解也，不可攻痞，当先解表，表解乃可攻痞。解表宜桂枝汤，攻痞宜大黄黄连泻心汤。

大黄黄连泻心汤方

大黄二两　黄连一两

上二味，以麻沸汤二升渍之，须臾绞去滓，分温再服。

《内经》曰："火热受邪，心病生焉。"苦入心，寒除热，大黄、黄连之苦寒以泻心下之虚热，以麻沸汤渍服者，取其气薄而泻虚热也。此汤主气之虚热，与诸泻心之涤饮驱热不同也。

脉①浮而紧而复下之，紧反入里，邪入转深则水饮搏结作痞，如其按之自濡而不硬，是非水饮，乃阴气上逆于心下，但气痞耳。心下痞，按之濡，其脉关上浮者，大黄黄连泻心汤主之；若是心下痞而复恶寒汗出者，阳虚已著，附子泻心汤主之。

附子泻心汤方

大黄二两　黄连一两　黄芩一两　附子一枚，炮去皮，破，别煮取汁

上㕮咀，三味以麻沸汤二升热渍之一时久，绞去滓，纳附子汁，分温再服。

大黄黄连泻心汤主气热，此则主泻虚热而兼温经，故与三黄汤内加附子以救三黄之偏。另煎汁和服者，以各行其事而共成倾痞之功也。亦用甘澜水者，附性虽走下，亦

---

① 脉：原脱，据抄本、《伤寒论》补。

欲因水性之轻脱而速下也。

伤寒五六日，呕而发热者，柴胡汤证具而以他药下之，柴胡证仍在者，复与柴胡汤，此虽已下之而里不受邪，故不为逆，必蒸蒸而振，却发热汗出而解。若因误下之过，邪入里心下满而硬痛者，此为结胸也，大陷胸汤主之。但满而不痛者，此为痞，邪尚在太阳经，柴胡汤不中与之，宜半夏泻心汤。

半夏泻心汤方

半夏半升，洗　黄芩　干姜　人参以上三味各三两　黄连一两　大枣十二枚，擘　甘草三两，炙

上七味，以水一斗，煮取六升，去滓再煎取三升，温服一升，日三服。

若加甘草，即甘草泻心汤，治痞硬、吐利；若加生姜，即生姜泻心汤，治痞硬、噫气。此独君半夏者，以证起于呕，用以逐饮耳。

本以下之，故心下痞，与泻心汤开结、荡热、益虚可谓具备，乃服汤而痞不解，其人更加渴而口燥烦、小便不利者，宜表里两解法，五苓散主之。

伤寒服汤药误下之而下利不止，心下痞硬，服泻心汤已，复以他药下之，痞微除而利不止，医以理中与之以开痞止利而利益甚，理中者，理中焦，此利在下焦，宜固下焦之脱，赤石脂禹余粮汤主之。石脂甘酸大温，余粮甘寒而涩，性复镇重，宜愈矣。而复利不止者，则湿热淆混，清浊不分也。当利

其小便。

赤石脂禹余粮汤方

赤石脂一斤，碎　禹余粮一斤，碎

已上二味，以水六升，煮取二升，去滓，分三服。

伤寒发热，汗出不解，邪入于里，心中痞硬呕吐而下利者，法当表里两解，大柴胡汤主之。

大柴胡汤方

柴胡半斤　半夏半升　黄芩三两　芍药三两　生姜五两　大枣十二枚，擘　枳实四枚，炙　大黄二两

上八味，以水一斗二升，煮取六升，去滓再煎，温服一升，日三服。

大柴胡汤下剂之轻缓者也，苦入心折热，伤寒为热有余，必以苦为主。故以柴胡苦平微寒为君，黄芩苦寒为臣，泻实折热必以酸苦，故以芍药、枳实为佐，散逆气必以辛，缓正气必以甘，故以半夏、生姜、大枣为使也，大黄功专荡涤，里证已迫非此莫除，然必脉洪大而实方可用之，若脉迟里虚，未可攻也。

伤寒发汗若吐若下解后，心下痞硬更加噫气不除者，此为胃气上逆，旋覆代赭石汤主之。

旋覆代赭石汤方

旋覆花三两　代赭石一两　人参二两　生姜五两，切　半夏半升，洗　甘草三两，炙　大枣十二枚，擘

上七味，以水一斗，煮取六升，去滓再煎，取三升，温服一升，日三服。

噫气留饮致痞，痞之过不在饮而责之土虚，土虚肝木乘之，因假其气而为逆，故以人参补虚为君，代赭苦寒入肝，领人参下行以镇安逆气为臣，旋覆咸温合姜半开痞为佐，甘草大枣调胃为使。

病人之胁下宿有痞，连在脐傍^①，痛引少腹，入阴筋者，此名脏结，死。脏结无阳证，不往来寒热，是表与半表证具无其人反静，无里证^②而舌上苔滑者，则以丹田有热，胸中有寒。不可攻也。外感阳邪挟痞气^③而在下，素具^④之阴邪挟热势而居上，阴阳悖逆，格拒而不入，故病危笃，治宜调其阴阳使之相入，则热邪外散，寒气内消，脏结自愈，小柴胡主之。

问曰：病有结胸，有脏结，其状何如？答曰：按之痛，寸脉浮、关脉沉，名曰结胸，此阳邪结于阳也。何谓脏结？答曰：如结胸状，饮食如故，时时下利，寸脉浮关脉小细沉紧名曰脏结。此阴邪结于阴也，关居上下二焦之界，外邪由此下结，积气由此上干，所以病在下而脉反困于中。舌上白苔滑者难治。惟宜温中散邪。

伤寒六七日，结胸热实，脉沉紧，心下痛，按之石硬者，大陷胸汤主之。伤寒误下成痞，此则亦有结胸之候。

---

① 傍：近旁。
② 无里证：原本残，据抄本补。
③ 气：原本残，据抄本补。
④ 具：原本残，据抄本补。

小结胸病正在心下，不似大结胸之高在心上按之则痛，于手不可近者较轻，脉浮滑者，浮浅于沉，滑缓于紧，是其人外邪陷入原微，但痰饮素盛挟热邪而内结。小陷胸汤主之。

小陷胸汤方

黄连一两　半夏半升，洗　瓜蒌实大者一枚

上三味，以水六升，先煮瓜蒌，取三升，去滓，纳诸药，煮取二升，去滓，温服，日三服。

黄连、半夏、瓜蒌泄热散结，非若硝、黄、甘遂之犷悍伤胸上和平之气也，仍曰小陷胸，见未离太阳，异于泻心之治阴邪而低缓者耳。

伤寒十余日，热结在里，复往来寒热者，仍兼半表，与大柴胡汤。但结胸证而表里无大热者，此为水饮搏结在胸胁也。但头微汗①出者，此为邪结在高阳，气不能下达。大陷胸汤主之。

病在阳应以汗解之，反以冷水潠②之，若灌之，其热被劫不得去，弥更益烦，肉上粟起，意欲饮水反不渴者，此为表证未罢，热郁于中。服文蛤散。若不瘥者，与五苓散。若为寒实结胸无热证者，与三物小陷胸汤、白散亦可。

文蛤散方

文蛤一两，即海蛤粉也

---

① 汗：原本漫漶，据抄本补。
② 潠（xùn 训）：用口喷水。

上一味为散，沸汤调服方寸匕，汤用五合。

文蛤咸能软坚、能清热、能走肾以胜水，故有止烦化痰，咳[①]逆胸痹之用也。

白散方

桔梗三分　巴豆一分，去心皮，熬黑，研如脂　贝母三分

上三味为末，纳巴豆，更于臼中杵之，以白饮和服。强人半钱，羸者减之。病在膈上必吐，在膈下必利，不利进热粥一杯，利过不止进冷粥一杯，身热皮粟不解，欲引衣自覆者，若以水潠之、洗之，益令热却不得出，当汗而不汗则烦，假令汗出已，腹中痛与芍药三两如上法。

桔梗提之，巴豆下之，贝母散之，从治以劫之也。此本为寒实结胸，然剂则峻矣。言汗出已腹中痛与芍药，谓[②]失汗而烦用文蛤散，或虽汗而邪下溜腹痛，仍以大和脾胃为主也。

伤寒六七日宜传经已遍，乃发热、微恶寒、肢节烦疼、微呕，是将传少阳而未离太阳，邪结心下之两旁，是支结也。而外证未去者，大陷胸专主里，小陷胸专主饮，支结之邪在表方盛，陷入尚少。柴胡桂枝汤主之。和解其表[③]，支结自开。

柴胡桂枝汤方

柴胡四两　桂枝去皮　黄芩　人参各一两半　甘草一两，

---

① 咳：此前疑脱"主"字。
② 谓：原本漫漶，据抄本补。
③ 表：原本漫漶，据抄本补。

炙　半夏二合半　芍药一两半　大枣六枚，擘　生姜一两半，切

上九味，以水七升，煮取三升，去滓，温服一升。

伤寒病，若积饮之人，津液素结。八九日外邪未解下之，邪乘虚而陷，积饮挟之填满胸中，胸中即满，则膻中之气不能四布而使道①绝，使道绝则君主孤危，是以胸满、烦惊，火燔小肠小便不利，神明内乱，治节不行，百骸无主，因而谵语，阳气不荣于表一身尽重不可转侧者，是邪入手少阴心主之候，柴胡加龙骨牡蛎汤主之。

柴胡加龙骨牡蛎汤

半夏二两，洗　柴胡四两　人参一两半　大枣六枚，擘
生姜一两半，切　桂枝一两半，去皮　茯苓一两半　龙骨一两半
牡蛎一两半，煅　铅丹一两半　大黄二两

上十一味，以水八升，煮取四升，纳大黄，切如棋子，更煮一二沸，去滓，温服一升。

是汤仲景以柴胡和解为主，因中满而除甘草，因饮而加茯苓，合姜半以逐饮，证本风因②，故加桂以达表，因胃热胸满而加大黄，证虽错杂，治专在心，故用铅丹之重镇酸凉，龙骨牡蛎之性涩安神，建匡王之元勋也。

伤寒脉结代心动悸者，真阴已亡，微邪搏聚，炙甘草汤主之，一名复脉汤。脉按之来缓而时一止复来者，名曰结。

---

① 使道：神气运行的通道。《素问·灵兰秘典论》："主不明则十二官危，使道闭塞而不通，形乃大伤。"王冰注："使道，谓神气行使之道也。"
② 风因：当作"因风"。

又脉来动而中止，更来小数，中有还者反动，名曰结阴也。脉来动而中止，不能自还，因而复动，名曰代，阴也。得此脉者必难治。

炙甘草汤方

甘草_{炙，四两}　生姜_{三两，切}　桂枝_{三两，去皮}　人参_{二两}　阿胶_{二两}　生地黄_{一斤}　麦门冬_{半升}　麻子仁_{半升}　大枣_{十二枚，擘}

上九味，以清酒七升，水八升，先煮八味，取三升，去滓，纳胶，烊消尽，温服一升，日三服。

人参、甘草、大枣之甘，以补不足之气；桂枝、生姜之辛，以和营卫；麻仁、阿胶、麦门冬、地黄之甘，润经益血复脉通心；清酒以助药力，内充胃气，外达肌表，不驱邪而邪自除矣。

伤寒医下之，续得下利清谷不止，_{脾中之阳气微身疼痛者，里之阴邪盛，筋脉为其阻滞也。}急当救里，_{后身疼痛。}不止，清便自调者，_{里阴已复，表邪未尽，营卫不和所致。}急当救表。救里宜四逆汤，救表宜桂枝汤。

四逆汤方

甘草_{二两，炙}　干姜_{一两半}　附子_{一枚，生用，去皮，破八片}

上三味，㕮咀，以水三升，煮取一升二合，去滓，分温服，强人可大附子一枚、干姜三两。

成　此汤申①发阳气，走散阴寒，温经暖肌。《内经》曰：寒淫于内，治以甘热。却阴扶阳必以甘为主，是以甘草为君；《内经》曰：寒淫所胜，平以辛热，逐寒正气，必以辛热，是以干姜为臣；《内经》曰：辛以润之，开发腠理，致津液通气也，暖肌温经必凭大热，是以附子为使，此奇制之大剂也。四逆属少阴肾，肾、肝位远，非大剂不能远达也。此汤与太阴自利不渴、阴证脉沉身痛与夫四支厥逆、下利、脉不至者为的对，上证表邪未除里寒为重，先当救里，此用法之变通者。凉服者，热因寒用也。

伤寒，满而不烦，即里证已具之实满；烦而不满，即表证未罢之虚烦；今误下后，心烦、腹满、卧起不安者，是邪凑于胸表腹里之间。栀子厚朴汤主之。栀子以轻拂其邪，枳、朴以泄其满也。

伤寒热结胸中，医以丸药大下之，徒伤其中身热不去、微烦者，栀子干姜汤主之。中得温而气壮，邪乃不深入，以微烦故去香豉，不欲其大发也。

伤寒五六日大下之后，身热不去、心中结痛者，乃表未欲解也，栀子豉汤主之。以解余邪。发汗若下之而烦热、胸中窒者，此为实烦。栀子豉汤主之。发汗、吐下后，虚烦不得眠，若剧者，必反复颠倒，热邪过处心中懊侬者，栀子豉汤主之。以涌其余热，胸中阳气不足，邪乘虚而留连，因其高而越之也。若少气者，乃热伤元气，宜甘凉以调中而化热。栀子甘

---

① 申：原作"中"，据《伤寒明理论》改。

草豉汤主之。若呕者，_{胃为热搏不散，散之以辛。}栀子生姜豉
汤主之。凡用栀子汤，_{病人旧微溏，大腑}①_{易动，不能上涌反}
_{为下泄。}不可与服之。

栀子厚朴汤方

栀子_{十四枚，擘}　厚朴_{四两，姜炙}　枳实_{四两，水浸，去}
_{穰炒}

上三味，以水三升半，煮取一升半，去滓，分二服，
温进一服，得吐者，止后服。

栀子干姜汤方

栀子_{十四枚，擘}　干姜_{二两}

上二味，以水三升半，煮取一升半，去滓，分二服，
温进一服，得吐者，止后服。

栀子豉汤方

栀子_{十四枚，擘}　香豉_{四合，绵裹}

上二味，以水四升，先煮栀子，得二升半，纳豉，煮
取一升半，去滓，分二服，温进一服，得吐者，止后服。

伤寒邪气自表而传里，留于胸中，为邪在高分，则可
吐之。所吐之证亦自不同，如不经汗下，邪气蕴郁于膈，
则谓之实也，应以瓜蒂散吐之。若发汗吐下后，邪气乘虚
留于胸中，则谓之虚烦，应以栀子豉汤吐之。栀子味苦

---

① 大腑：指肠胃。

寒，《内经》曰："酸苦涌泄为阴"，涌者，吐也，涌吐虚烦必以苦[1]为主，故以栀子为君；烦为热胜也，涌热者必以苦，胜热者必以寒，香豉苦寒，助栀子以吐虚烦，故以为臣。栀子色赤味苦，入心而治烦，更能清心、肺、胃、大小肠郁火血热。香豉色黑味咸，入肾而治躁，主寒热、恶毒、烦躁、满闷，亦能调中下气。

栀子生姜豉汤方

于栀子豉汤内，加生姜五两，余依前法。

栀子甘草豉汤方

于栀子豉汤内，加甘草二两，余依前法。

下之后复发汗，必振寒、脉微细，所以然者，以邪虽去而内外俱虚故也。

下之后复发汗，虚阳扰乱昼日烦躁不得眠，夜而安静，不呕不渴，其为无表证审[2]矣，若其脉沉微，身无大热者，阴不病而阳病可知。干姜附子汤主之。

干姜附子汤方

干姜一两　附子一枚生用，去皮，破八片

上二味，以水三升，煮取一升，去滓，顿服。

《内经》曰："寒淫所胜，平以辛热。"虚寒太甚，是

---

① 苦：原本漫漶，据抄本补。
② 审：肯定，确凿。《庄子·徐无鬼》："物之守物也审。"罗勉道注："物之守物审定不移也。"

以姜、附辛热胜之也。比四逆而去甘草者，彼重在厥，故以甘草先调其中，此重在虚阳发躁，故以姜附急温其经耳。

海　服姜附汤，一法热服，手少阴心也，水包火，热服以接心火，身表寒盛，外火少也，寒从外生，热从内消也。一法寒服，足少阴肾也，寒邪入水，冷服以类肾水，身表微热，内水少也，热从外生，寒从内消也。

伤寒，若吐若下后，心下逆满，气上冲胸，寒邪搏饮，涌隔阴火于膺间，火动上炎，故起则头眩，脉沉紧，此饮中留结外邪，若发汗则复伤动经脉，以致其身为振振摇者，津液内伤，经脉失养故也，必涤饮与散邪并施，乃克有济。茯苓桂枝白术甘草汤主之。

伤寒吐下后，发热、虚烦、脉甚微，则津液内亡，阴阳并竭矣。八九日，太阳之邪挟饮上逆，心下痞硬，少阳之邪夹饮上逆，胁下痛逆而不已，气上冲咽喉，因而眩冒、经脉动惕者，上盛下虚之至久而两足必先成痿。

茯苓桂枝白术甘草汤

茯苓四两　桂枝三两，去皮　白术二两　甘草二两，炙

上四味，以水六升，煮取三升，去滓，分温三服。

痰饮搏结，则四属①失其滋养，故以苓、术为君涤饮，桂、甘为佐驱邪，庶津液得以四布而滋养其经脉也。

---

①　四属：四肢。

伤寒有热，少腹满而不硬，是热蓄于中。应小便不利。今反利者，为有血也，当下之，但伤寒蓄血比中风蓄血更为凝滞，不可与以余药，宜抵当丸。

抵当丸方

水蛭四十个　虻虫二十五个　桃仁二十个，去皮尖　大黄三两

上四味，杵，分为四丸，以水一升煮一丸，取七合服之。晬时当下血，若不下者，当更服。

即抵当汤变而为丸，盖寒为阴邪，风为阳邪。汤者，荡也。阳邪入阴，一荡涤之即散。丸者，缓也，阴邪入阴，恐荡涤之而不尽，故缓而攻之，因热甚血坚也。

伤寒八九日，风湿相搏，身体烦疼，不能自转侧，上无表邪不呕，内无大热不渴，脉浮虚而涩者，其为风湿审矣，与桂枝附子汤主之。若其人大便硬、小便自利者，则为内湿行而有热，去桂加白术汤主之。风湿相搏，骨节烦疼，掣痛不得屈伸，近之则痛剧，汗出、短气、小便不利、恶风不欲去衣或身微肿者，证益甚矣，甘草附子汤主之。

桂枝附子汤方

桂枝四两，去皮　附子三枚，炮，破八片　生姜三两，切　甘草二两，炙　大枣十二枚，擘

上五味，以水六升，煮取二升，去滓，分温三服。

此即桂枝去芍加附子汤，而又多加附子也。芍药为和阴之善物，而酸寒之性非寒湿所宜，故去之。多加附子，

以开凝结之阴邪也。

去桂加白术汤方即术附汤

于桂枝附子汤去桂枝，加白术四两，余依前法。

白术去湿，故以为君；姜、枣行脾津以和营卫，甘草佐之，加附以行姜、枣、白术之势。邪在躯壳之表，不在经络之表，故去桂。前方去芍，为脉浮也，此之去桂，脉必不浮矣。

甘草附子汤方

甘草二两，炙　附子二枚，炮，去皮，破　白术二两　桂枝四两，去皮

上四味，以水六升，煮取三升，去滓，温服一升，日三服。初服得微汗则解。能食、汗出、复烦者，服五合。恐一升多者，宜服六七合为妙。

姜、枣以行津液，此以行津液，恐增扰乱之势，故去之。欲外泄其风，故藉附子之大力以疾驰经络。

伤寒发汗已，身目为黄，所以然者，以寒湿在里不解故也，以为不可下也，于下文寒湿中求之。

伤寒之邪得寒湿而不行，瘀热在于躯壳之里，身必发黄，治宜外解，麻黄连轺赤小豆汤主之。

伤寒七八日，身黄如橘子色，为三阳热邪，而小便不利、腹微满者，皆湿家之本证，茵陈蒿汤主之。

伤寒身黄发热者，寒湿之证，热则其势外出，宜清解之。栀

子柏皮汤主之。

麻黄连轺赤小豆汤方

麻黄二两　赤小豆一升　连轺二两，连翘根也　杏仁四十个，去皮尖　大枣十二枚，擘　生梓白皮一升　生姜二两，切甘草一两，炙

上八味，以潦水一斗，先煮麻黄，再沸，去上沫，纳诸药，煮取三升，分温三服，半日尽。

此麻黄汤去桂加姜、枣，以主表间之寒邪；加连轺、梓皮之苦寒，入心胃而解热；赤小豆之甘平，下水而渗湿。

栀子柏皮汤

栀子一十五个，擘　甘草一两，炙　黄柏二两

上三味，以水四升，煮取一升半，去滓，分温再服。

太阳经风寒两伤之证

太阳中风，脉浮紧，发热，恶寒，身疼痛，不汗出而烦躁者，风为烦，寒为躁。大青龙汤主之。以解其烦躁也。若脉微弱、汗出、恶风者，则是少阴亡阳之证，不可服。若误服之，则厥逆、筋惕肉瞤，是乃重亡其阳，此为逆也，以真武汤救之。

伤寒脉浮缓，身不疼但重，乍有轻时，不似少阴昼夜恒重无少阴欲寐证者，乃可大青龙汤发之。盖太阳膀胱与少阴肾合

为表里，阴精素虚之人，表邪不俟传经，膀胱邪胜袭入肾脏者有之，尤当细察。

大青龙汤方

麻黄六两，去节　桂枝二两，去皮①　甘草二两，炙　杏仁四十个，去皮尖　生姜三两，切　大枣十二枚，擘　石膏如鸡子大，碎

上七味，以水九升，先煮麻黄，减二升，去上沫，纳诸药，煮取三升，去滓，温服一升，取微似汗。汗出多者，温粉扑之。一服汗者，停后服，汗多亡阳遂虚，恶风、烦躁不得眠也。

此风寒两伤，荣卫俱病。故以麻黄之甘，桂枝之辛合之为两解之剂。其表实无汗则以麻黄为主，桂枝为臣，甘草、杏仁之甘、苦，佐麻黄以发表；大枣、生姜之甘、辛佐桂枝以解肌；石膏味辛微寒，除其郁热又专达肌表为使也。合麻黄桂枝二汤而独去芍药者，恐助寒邪沉滞之性耳。

陶　热盛而烦，手足自温，脉浮而紧，此伤风见寒脉也。不烦，少热，四肢微厥，脉浮而缓，此伤寒见风脉也。二者为荣卫俱病，法宜大青龙汤，但此汤险峻，必风寒两盛又加烦躁乃可与之，不如麻黄桂枝各半汤，尤不如九味羌活加石膏、知母、枳壳也。

---

① 去皮：原脱，据抄本、《伤寒论》补。

温粉方

白术　藁本　川芎　白芷

上研为细末，每末一两，入米粉三两，和匀，扑周身止汗。

真武汤方

茯苓三两　芍药三两　生姜三两，切　白术二两　附子一枚，炮去皮，破八片

上五味，以水八升煮，去滓，温服七合，日三服。

加减法　若咳者，加五味半升，细辛、干姜各一两；若小便利者，去茯苓；若下利者，去芍药加干姜二两；若呕者，去附子加生姜足前成半斤。

真武汤主少阴病。少阴，肾水也，此汤可以和之。脾恶湿，腹有水气，渗水缓脾以甘为主，故以茯苓甘平为君，白术甘温为臣；《内经》曰："湿淫所胜，佐以酸辛。"故以芍药酸寒，生姜辛温为佐。"寒淫所胜"，平以辛热，故以附子辛热为使。水气内渍，散行不一，故立加减法。气逆咳者，五味子之酸以收逆气。水寒相搏则咳，细辛、干姜之辛以散水寒也。小便利，无伏水矣，故去茯苓下利，去芍药以泄气也，加干姜以散寒也。气逆则呕，附子补气故去之，生姜散气故加之。

太阳病，脉浮紧、无汗、发热、身疼痛，八九日不解，表证仍在，此风多寒少当发其汗，服药已微除，是药不

胜病也。其人热蒸而致发烦热①，热搏荣血，则肝气不治，而目瞑，剧者，热迫血而妄行必衄。衄则热乃解，所以然者，风属阳而入卫，卫气为寒所持。阳气重故也，麻黄汤主之。

太阳病，脉浮紧、发热、身无汗，此亦风多寒少之证。但无身疼则寒轻，不烦则阳气不重。自衄者愈。不更主麻黄矣。

伤寒脉浮紧、不发汗，寒多风少之证也，寒多不发汗。因致衄者，既衄则风邪解，惟发其未散之寒邪。麻黄汤主之。

太阳病，得之八九日，如疟状，发热，恶寒，热多寒少者，若其人不呕，清便欲自可，一日二三度发，脉微缓者，乃其里和，为欲愈也。若其人之脉微而恶寒者，此阴阳俱虚，不可更发汗、更下、更吐也，宜温之。若面色反有热色者，以风虽外薄为寒所持，故未欲解也，以其不能得小汗出，身必痒，此亦风多寒少，宜桂枝麻黄各半汤。总风寒而两解之也。

桂枝麻黄各半汤方

桂枝一两十六铢，去皮　芍药一两　生姜一两，切　甘草一两，炙　麻黄一两，去节　大枣四枚，擘　杏仁二十四个，去皮尖

上七味，以水五升，先煮麻黄一二沸，去上沫，纳诸药，煮取一升八合，去滓，温服六合。

太阳病，发热恶寒、热多寒少、脉微弱者，此风多寒少之证，热多则损津液，是为无阳也，不可更汗，宜桂枝二越婢

① 热：《伤寒论》无"热"字，疑衍。

一汤。

桂枝二越婢一汤方

桂枝十八铢，去皮　芍药十八铢　甘草十八铢，炙　生姜一两二铢，切　大枣四枚　麻黄十八铢，去节　石膏一两，碎，绵裹

上七味，以水五升，先煮麻黄一二沸，去上沫，纳诸药，煮取二升，去滓，温服一升。

此汤有青龙之意而无其猛。越婢者，石膏辛凉，胃得之则热化津生，辛则兼解表寒，柔缓如女婢，故名越婢。生姜多加，取辛温益胃且胜石膏也。

服桂枝汤大汗出，风多寒少之证，治风而遗其寒，脉洪大者，似乎风邪再袭。与桂枝汤如前法，应得解矣。然为微寒所持。形如疟，日再发者，必兼治其寒而汗出必解，宜桂枝二麻黄一汤方。

桂枝二麻黄一汤方

桂枝一两十七铢，去皮　芍药一两六铢　麻黄十六铢，去节生姜一两六铢，切　杏仁十六个，去皮尖　甘草一两二铢，炙大枣五枚，擘

上七味，以水五升，先煮麻黄一二沸，去上沫，纳诸药，煮取二升，去滓，温服一升，日再服。

伤寒不大便六七日，头痛有热者宜解表，反与承气汤，其小便清者，知不在里仍在表也，此亦风多寒少之证。当须发汗。若头痛者，风邪上壅必衄，宜桂枝汤。

服桂枝汤，<small>此风多寒少之证，治风遗寒，故不解。</small>或更误下之，<small>仍头项强痛，翕翕发热，无汗，心下满微痛，小便不利者，在表风寒未除，在里水饮上逆。</small>桂枝汤去桂加茯苓白术汤主之。

桂枝去桂加茯苓白术汤方

于桂枝汤方内去桂枝，加茯苓、白术各三两，余依前法煎服，小便利则愈。

此邪之在表者微，而水饮内蓄，加以无汗，故去桂枝；便不利，故以苓、术导之；芍药以收阴；甘草、姜、枣以益虚而和脾胃；盖以定误汗下之变耳。

伤寒脉浮，<small>医以火迫劫之，汗大出而亡阳，心气虚则必惊狂，邪内迫则心神浮越起卧不安者，</small>桂枝去芍药加蜀漆龙骨牡蛎救逆汤主之

桂枝去芍药加蜀漆龙骨牡蛎救逆汤方

桂枝<small>三两，去皮</small>　甘草<small>二两，炙</small>　生姜<small>三两，切</small>　牡蛎<small>五两，熬</small>　龙骨<small>四两</small>　大枣<small>十二枚，擘</small>　蜀漆<small>三两，洗去脚</small>

上为末，以水一斗二升，先煮蜀漆，减二升，纳诸药，煮取三升，去滓，温服一升。

喻　阳神散乱当求之阳，桂枝汤阳药也，然必去芍药之阴重，始得疾趋以达于阳位。既达阳位矣，其神之惊狂者漫难安定，更加蜀漆为之主统，则神可赖之以攸宁矣。缘蜀漆之性最急，丹溪谓其能飞补是也，更加龙骨、牡蛎

有形之骨属为之舟楫，以载神而反其宅，亦于重以镇怯、涩以固脱之外行其妙用。

火逆下之，因烧针烦躁者，_{表邪未解之候，真阳欲亡之机，}桂枝甘草龙骨牡蛎汤主之。

桂枝甘草龙骨牡蛎汤方

桂枝_{一两，去皮}　甘草_{二两，炙}　龙骨_{二两}　牡蛎_{二两，熬}

上为末，以水五升，煮取二升半，去滓，温服八合，日三服。

辛甘发散，桂枝、甘草之辛甘以发散经中火邪；涩可去脱，龙骨、牡蛎之涩以收敛浮越之正气。此方比前去蜀漆者，以元神未至飞越。去姜、枣者，以火逆复下烧针，误而又误，脾中津液不堪再宣故耳。

伤寒脉浮、自汗出，_{是风邪在表，}而小便数、心烦_{则邪在里，}更加微恶寒，脚挛急，_{则在里之寒邪重矣。}反与桂枝汤欲攻其表，_{治风遗寒，治表遗里。}此误也，_{则阳益虚，阴愈无制。}得之便厥，咽中干，烦躁，吐逆者，作甘草干姜汤与之以复其阳_{而散其寒。}若厥愈足温者，更作芍药甘草汤与之，_{以和其阴其脚即伸。}若胃气不和、谵语者，少与调胃承气汤。若重发汗复加烧针者，_{则阳虚必造于无，阴之无制者必至犯上。}四逆汤主之。

问曰：证象阳旦，_{时令温热，桂枝加黄芩因名阳旦汤，时令寒凉，桂枝加桂名阴旦汤。}按法治之而增剧，厥逆，咽中干，两胫拘急而谵语，师言夜半手足当温，两脚当伸，后如师言，何以知此。答曰：寸口脉浮而大，浮则为风，大则为虚，风则生微热，虚则两胫挛，病证象桂枝①，因加附子参其间，增桂令汗出，附子温经，亡阳故也。厥逆咽中干，烦躁，阳明内结，谵语，烦乱，更饮甘草干姜汤。夜半阳气还，两足当热，胫尚微拘急，重与芍药甘草汤，尔乃胫伸，以承气汤微溏则止其谵语，故知病可愈。

甘草干姜汤方

甘草四两，炙　干姜二两，炮

上二味，以水三升，煮取一升五合，去滓，分温再服。

辛甘发散为阳，甘草、干姜相合以复阳气。

芍药甘草汤方

芍药四两　甘草四两，炙

上二味，以水三升，煮取一升五合，去滓，分温再服。

发汗若下之，病仍不解，烦躁者，此真阳欲亡之机，非不汗烦躁之比，青龙不可施也。茯苓四逆汤主之。

茯苓四逆汤主之

茯苓六两　人参一两　甘草二两，炙　干姜一两半　附子

---

① 桂枝：指桂枝汤证。

一枚，生用，去皮，破八片

上五味，以水五升，煮取三升，去滓，温服七合，日三服。

此汤仿佛真武之剂，去术、芍加人参、甘草，俾温补兼施以安其欲亡之阳，使虚热自退，烦躁自止，而风寒之邪在所不计耳。

伤寒胸中有热，风邪在其上也。胃中有邪气，寒邪在其中也。腹中痛者，阳邪欲下而不得。欲呕吐者，阴邪欲上而不得也。知其热邪中上，寒邪中下，阴阳不相入，失升降之恒。黄连汤主之。

黄连汤方

黄连三两　甘草三两，炙　干姜三两　桂枝三两，去皮
人参二两　半夏半升，洗　大枣十二枚，擘

上七味，以水一斗，煮取六升，去滓，温服一升，日三服，夜二服。

上热者泄之以苦，黄连之苦以降阳；下寒者散之以辛，桂、姜、半夏之辛以升阴；脾欲缓，急食甘以缓之，人参、甘草、大枣之甘以益胃。

伤寒腹满、谵语、寸口脉浮而紧，此肝乘脾也，木本克土而乘乎土，其事直，故名曰纵，刺期门。期门，肝之募也，在不容两旁各一寸五分。

伤寒发热啬啬恶寒者，太阳之本病。大渴欲饮水，木盛热炽，求水以润之，木得水助其势益盛，毋所不胜而上乘乎肺，水势泛溢。其腹必满，若得自汗出而水外渗，小便利而水下行，其病

欲解，此肝乘肺也。木受制于金而反乘金，其事不直，故名曰横，刺期门。直则难愈①，不直则易②安也。

伤寒表不解，心下有水气，干呕发热而咳，或渴，或利，或噎，或小便不利，少腹满，或喘者，小青龙汤主之。

伤寒心下有水气，咳而微喘、发热、风寒夹饮上逆，津液不下行，故不渴，服汤已而反渴者，知其津液不逆。此寒去欲解也，小青龙汤主之。

小青龙汤方

麻黄三两，去节　芍药三两　五味子半升　干姜三两　甘草三两，炙　桂枝三两，去皮　半夏半升，洗　细辛三两

上八味，以水一斗，先煮麻黄，减二升，去上沫，纳诸药，煮取三升，去滓，温服一升。

加减法　若微利者，去麻黄加荛花如鸡子大，熬令赤色；若渴者，去半夏加瓜蒌根三两；若噎者，去麻黄加附子一枚，炮；若小便不利少腹满，去麻黄加茯苓四两；若喘者，去麻黄加杏仁半升，去皮尖。

青龙象肝之两歧，而主两伤之疾。大青龙主荣卫之两伤，此则表不解而加之心下有水气，必小青龙乃可祛除表里之邪，表不解故以麻黄为君；桂枝、甘草为臣；咳逆而喘，肺气逆也，故以芍药、五味子为佐；心下有水，津液

---

① 愈：原本残，据《尚论篇》补。
② 则易：原本残，据《尚论篇》补。

不行，则肾气燥，急食辛以温之，故以干姜、细辛、半夏为使；水寒相搏，为证不一，立加减法。利，去麻黄，下利不可攻其表，汗出必胀满故去之，水渍入胃必作利，莞花下十二水①，水去则利止。半夏辛而燥津液，非渴者所宜，故去之。瓜蒌味苦而生津液，故加之。水得寒气，冷必相搏，其人即噎，加附子温散水寒。人有寒复发汗，胃中必吐蛔，去麻黄恶发汗也。水蓄下焦不行，为小便不利、少腹满，麻黄发津液于外非所宜也，茯苓泄蓄水于下，加所当也。喘者去麻黄，以发其阳故也，加杏仁能除胸膈之气燥也。

服桂枝汤大汗出后，大烦渴不解，脉洪大者，非青龙所可治。白虎加人生汤主之。

伤寒脉浮滑，浮为在表，此表有热，滑为里有寒，因寒入里反增其热，乃表里俱热也。白虎汤主之。

伤寒脉浮，发热，无汗，其表不解者，不可与白虎汤，白虎辛凉，不主解表。渴欲饮水无表证者，白虎加人参汤主之。

伤寒无大热、口燥渴、心烦，固当行白虎矣，如有背微恶寒者，此表热少里热多，可白虎加人参汤主之。

伤寒病若吐若下后，七八日不解，热结在里，表里俱热，时时恶风，此表证理矣，然大渴舌上干燥而烦欲饮水数升者，里证已极，津液垂亡。白虎加人生汤主之。

---

① 十二水：古代水肿病的分类，有二十四水、十八水、五水之说，但具体不详。

白虎汤方

知母六两　石膏一斤，碎　甘草二两，炙　粳米六合

上四味，以水一斗，煮米熟汤成，去滓，温服一升，日三服。

成　白虎，西方金神也，应秋而归肺。热甚于内者，以寒下之，热甚于外者，以凉解之，其有中外俱热，内不得泄，外不得发，非是汤不能解。《内经》曰：热淫于内，以苦发之。欲彻表热，必以苦为主，故以知母苦寒为君；热则伤气，必以甘寒为助，故以石膏甘寒为臣；热烁津液，必以甘平缓其中，故以甘草、粳米为使。

垣　身以前，胃之经也。胸，胃肺之室也。邪在阳明，肺受火制，故用辛寒以清肺，所以号为白虎也。

吴　石膏辛寒解足阳明本热、蒸蒸发热、潮热、表里皆热、舌燥烦渴之圣药也。若夫表证恶寒，常在背上，恶寒而不燥渴者，切不可用也。又太阳发热而渴无汗者，不可与也。但汗后脉洪大而渴者，则可与也。如阴伤寒面赤烦躁身热，与其胃虚恶心大便不实，脉弱食少，无大热者切不可用也。

白虎加人参汤

于白虎汤方内加人参三两，余依前法。

加参者，烦渴欲饮水，阴火燥烁无阳而液干，阳虚甚矣，故加参以济之。

卷之二

阳明经邪入阳明未离太阳证

阳明病，脉迟汗出多微恶寒者，表未解也，可发汗，宜桂枝汤。

阳明病，脉浮无汗而喘者，发汗则愈，宜麻黄汤。

阳明病，能食者为中风，风为阳，能消谷。不能食者为中寒。寒为阴，不能消谷也。

中风脉阳微而汗出少者，为自和也，汗出多者为太过。伤寒阳脉实，因发其汗出多者，亦为太过。太过为阳绝于里，阳气绝则无以施化。亡津液大便因之而硬也。盖阳明多有热越证，胃中津液随热而越于外，汗出不止耳，发阳明汗者，可不顾虑阴津之竭绝也。

问曰：阳明中风病外证云何？答曰：身热汗自出，不恶寒反恶热，此兼太阳也。

问曰：何缘得阳明病？答曰：太阳中风病，若发汗若下若利小便，里以此亡津液，胃中干燥，因转属阳明，不更衣，内实大便难者，此名正阳阳明也。

问曰：病有一日得之，不发热而恶寒者何也？答曰：伤寒虽得之一日，恶寒将自罢，即自汗出而恶热，此兼太阳也。

问曰：恶寒何故自罢？答曰：阳明居中土也，万物所归，无所复传，始虽恶寒，二日自止，此为正阳阳明病也。恶寒不止则将传少阳矣。

本太阳病，初得时用桂枝麻黄以发其汗，汗先出不彻，因转属阳明也。

太阳病，若吐若下若发汗，微烦小便数，大便因硬者，邪渐入里与小承气汤和之愈。伤寒吐后腹胀满者，里实可知，然满而不痛，不宜急下，少与调胃承气汤。

小承气汤方

大黄四两　厚朴二两，炙，去皮　枳实三枚大者，炙

上三味，以水四升，煮取一升二合，去滓，分温二服。初服汤当更衣，不尔者，尽饮之，若更衣者勿再服。

此汤即大承气去芒硝。芒硝力暴而散，寒而不滞，不令①大黄则凉膈之功居多，合大黄用之则直入大腹润燥、软坚、消热，其力至猛，去硝欲其缓而和之也。

吴　伤寒邪热传变入里，谓之入腑。腑者，聚也，邪热与糟粕蕴而为实也。实则潮热、谵语、手心濈濈汗出者，此燥屎所为也。如人壮大热大实者，宜大承气汤下之；小热小实者与小承气汤下之。又热结不硬满者，减厚朴、枳实，加甘草而和缓之，故曰调胃承气汤也。

---

① 令：当作"合"，下文"合大黄用之"可证。

调胃承气汤方

大黄四两，去皮，清酒浸　甘草二两，炙　芒硝半斤

上三味，以水三升，煮取一升，去滓，纳芒硝，更上火微煮令沸，少少温服。

阳明病一证，分为太阳、正阳、少阳三等。太阳阳明去表未远，其病在上，不当攻下，故宜缓剂调之，是以调胃汤中大黄酒浸，得酒气则能引之至高之分而除在上之邪热。正阳阳明，则大承气汤大黄酒洗，是洗轻于浸，微升其走下之性以治其中。少阳阳明，则去正阳而逼太阴，其分为下，故小承气汤中大黄不用酒制，欲其峻下也。

阳明病心下硬满者，邪聚阳明之膈，正兼太阳，不可攻之，攻之利遂不止者，邪未尽而真气脱，主死，利止者当自愈。

伤寒呕多，则为太阳未除，虽有阳明证不可攻之。

呕属太阳，亦有为阳明者。食谷欲呕者属阳明胃寒也，吴茱萸汤主之。如其得汤反剧者，是仍属上焦太阳热邪也。宜小柴胡汤、栀子豉汤、黄芩汤。

阳明中风伤寒二证，口苦，咽干，腹满，微喘，发热，恶寒，脉浮而紧，俱太阳未除之候。但腹满一端，乃为热入阳明，若遂行下之，则邪乘虚而陷入腹满转甚，津液亡而小便难也。宜以小柴胡汤。

阳明病，脉浮而紧，咽燥，口苦，腹满而喘，证同上条发热，汗出，不恶寒反恶热，身重是传入阳明之候，宜五苓、

白虎。若误行发汗则燥，心愦愦反谵语。若加烧针，必怵惕烦躁不得眠。若下之，则胃中空虚，客气动膈，心中懊憹，舌上苔者，栀子豉汤主之。彻其膈间之热，治太阳而无妨阳明。若渴欲饮水，口干舌燥者，白虎加人参汤主之。若脉不见浮，发热渴欲饮水，更加小便不利者，猪苓汤主之。以导热滋干也。

阳明病汗出多而渴者，不可与猪苓汤，阳明主津液，津液充则不渴，今以汗多胃中燥故渴，猪苓汤复利其小便，故不可也。宜解热生津耳。

猪苓汤方

猪苓去皮　茯苓　甘胶　滑石碎　泽泻各一两

上五味，以水四升，先煮四味，取二升，去滓，内下阿胶，烊消尽，温服七合，日三服。

五苓散，猪苓、茯苓、泽泻加桂与白术。桂、术辛甘为阳主外，太阳药也。猪苓汤加阿胶、滑石。胶、石甘寒为阴主内，则导水滋阴荡热利窍之剂而非太阳药矣。

太阳病，寸缓关浮尺弱，其人发热汗出，复恶寒不呕，是太阳证未罢但心下痞者，此以医下之也。如其不经攻下者，病人不恶寒而渴者，此太阳转属阳明也。小便数者，津液旁渗于小肠则大便必硬，大肠失其润，不同热结，故不更衣十日无所苦也。渴欲饮水，少少与之，但以法救之，渴者宜五苓散。五苓利水者也，止渴何以故。盖胃中之邪热随小水而渗下，利其小水则邪热自消，津回渴止，大便自行，此通因通用之法也。

阳明病，太阳伤寒脉浮而紧者，传至阳明必潮热，发作有时；若太阳中风，脉但浮者，传至阳明必盗汗出。

阳明中风，太阳未罢，少阳脉证兼见。脉弦浮大弦，少阳；浮，太阳；大，阳明也。而短气，腹都满，胁下及心痛，久按之气不通，鼻干不得汗，嗜卧，一身及面目悉黄，小便难，有潮热，尽显阳明之证，兼以少阳胁痛，太阳膀胱不利，乃至时①时哕，耳前后肿，则阳明之证未易除也。若刺之小瘥，外不解，病过十日，审其脉续浮者，可引阳明之邪从少阳出与小柴胡汤。脉但浮无余证者，可引阳明之邪从太阳出与麻黄汤。若不尿、腹满加哕者，真气垂尽不治。

阳明病，脉迟则表证将除，似乎可下也，然得食难用饱，饱则微烦，是外邪助其内热也。热蒸食而上攻，故苦头眩，湿热上攻，水道不利。必小便难，此欲作谷疸。虽下之腹满如故，所以然者，脉迟则胃中不实，徒下其糟粕，不惟无益而反害之故也。

阳明病，若中寒不能食、小便不利、手足濈然汗出，此欲作固瘕，必大便初硬后溏，因成瘕泄。久而不止名曰固瘕。所以然者，以胃中未病先有冷，水谷不别故也。

阳明病，初欲食，小便反不利，大便自调，湿热上攻，小便不利，当成谷疸。湿热下渗，大便溏，当成固瘕。况其人骨节

① 时：原本漫漶，据抄本、《伤寒论》补。

疼，是湿胜也翕然如有热状，是热胜也，湿热交胜，乃反奄然发狂、濈然汗出而解者，何以得之，此胃气有权，能驱阳明之水与热。水之湿热势不胜谷气，与汗共并而出也。若脉迟则胃中虚冷，偏渗之水不能透而为汗，惟脉紧则胃气强盛愈。

阳明病，不能食，攻其热必哕，所以然者，胃中虚冷故也，以其人本虚，故攻其热必哕。

脉浮而迟，表热里寒，下利清谷者，四逆汤主之。由此观之，则凡脉迟胃冷，皆当温胃为主。若胃中虚冷不能食者，不待攻其热始哕，但饮以少水则哕。

阳明病，胃热协①风邪而上攻但头眩不恶寒，故能食而咳，其人必咽痛。若不咳者，咽不痛。

阳明病，胃热挟寒邪而郁于肌肤法多汗，反无汗，其身如虫行皮中状者，以久虚津液竭而不能为汗故也。宜黄芪建中汤。

阳明病，本不头痛反无汗而小便利，二三日呕而咳，手足厥者，得之寒，因而邪热深，小便利则邪热不在内而在外，不在下而在上。必苦头痛，是湿热上蒸也若不咳，不呕，手足不厥而小便利者，邪热顺水道以出，而头不痛。

阳明病下之，其外有热，手足温，不结胸，心中懊侬，饥不能食，手足温则阳气未陷，不结胸则外邪原微，但头汗出者，亦湿热上蒸所致，宜因其高而扬之。栀子豉汤主之。

---

① 协：兼夹。

阳明病，口燥但欲漱水不欲咽，此不渴也，其邪已入血分。夫阳明脉起于鼻，血得热而妄行，以此必衄也。黄芩芍药汤、犀角地黄汤、茅花汤选用。

脉浮、发热、口干、鼻燥，阳明之热胜矣，能食者为风邪，风之性上行则衄。

阳明病，发热汗出者，此为热越，不能发黄也；但头汗出，身无汗，剂颈而还，小便不利，渴引水浆者，此为瘀热在里，身必发黄，茵陈蒿汤主之。

阳明病，面合赤色，不可攻之，邪乘虚入必发热色黄，小便不利也。

阳明病，无汗，小便不利，心中懊侬者，身必发黄。

阳明病，被火，额上微汗出，小便不利者，必发黄。

茵陈蒿汤方

茵陈蒿六两　栀子十四枚，擘　大黄二两，去皮

上三味，以水一斗，先煮茵陈，减六升，纳二味，煮取三升，去滓，分温三服，小便当利，尿如皂角汁状，色正赤，一宿复减，黄从小便去也。

大热之气，非大寒不能彻其热。酸苦涌泄为阴，故以茵陈酸苦为君；大热之气必苦寒胜之，故以栀子为臣；荡涤邪热必假将军，故以大黄为佐。

阳明病，下血谵语者，此为热入血室。但头汗出者，刺期门，随其实而泻之，濈然汗出则愈。

阳明证，其人喜忘者，必有蓄血。所以然者，本有久

瘀血，故令喜忘，屎虽硬，大便反易，其色必黑，夫阳明多血，其血结则较太阳为难动也，宜抵当汤下之。

病人无恶寒表证，便赤之里证，发热七八日之久，虽脉浮数者，则胃中之热炽，津液尽亡，可以大柴汤①之类下之。假令已下，脉数不解，合热则消谷善饥，食多则大便必多，乃至六七日，不大便者，有瘀血也，宜抵当汤。若已下脉数不解，而下利不止，当清其血分之邪热，血分之邪不除。必协热而便脓血也。

病人烦热汗出则解，太阳之邪将尽未尽又如疟状，日晡所发热者，申酉阳明之王时，潮热阳明之本候。属阳明无疑也。恐未离太阳，仍审其脉实者，方为正阳阳明宜下之。脉浮虚者，是兼太阳宜发汗。下之与大承气汤，发汗宜桂枝汤。

阳明经正阳阳明之证

阳明之为病，邪入本经，胃家是实也。

伤寒一日太阳，二日阳明，若二日而脉兼浮紧、浮缓是为兼太阳也。三日，若属正阳阳明阳明气血多，必脉大。若兼少阳必大而弦。

伤寒发热无汗，呕不能食，此伤寒之证也而反汗出濈濈然者，是转②属阳明也。伤寒转系阳明者，其人濈然微汗出也。

---

① 大柴汤：大柴胡汤的省称。
② 转：原本残，据抄本、《伤寒论》补。

太阳病三日，发汗不解，蒸蒸发热者，属胃家实也，谓胃承气汤主之。

阳明病，本自汗出，医更重发汗，病已瘥，尚微烦不了了者，此大便必硬故也。以亡津液，胃中干燥，故令大便硬。当问其小便日几行，若本小便日三四行，今日再行，故知大便不久当自出。今为小便数少，以津液当还入胃中，故知不久必大便也。

阳明病，自汗出，若发汗，小便自利者，此为津液内竭，虽硬不可攻之，当须自欲大便，宜蜜煎导而通之，若土瓜根及与大猪胆汁，皆可为导。

蜜煎导方

蜜七合一味，纳铜器中微火煎之，稍凝似饴状，搅之勿令焦著，欲可丸，并手捻作挺，令头锐，大如指，长二寸许，当热时急作，冷则硬。以纳谷道中，以手急抱，欲大便时乃去之。

猪胆汁方

大猪胆一枚，泻汁，和醋少许，以灌谷道中，如一食顷，当大便出。

阳明病，脉迟，虽汗出不恶寒者，其身必重、短气、腹满而喘。有潮热诸证者，此阳明外邪为欲解，可攻里也。用小承气及调胃承气之剂。若手足濈然而汗出者，此大便已硬，外邪尽解也，大承气汤主之。若汗多，微发热恶寒者，太阳外邪尚未解也，其热不是申酉戌时之潮，若腹大满不通者，胃终不实可与小承气汤微和胃气，勿令大泄下。

病人不大便五六日，绕脐痛，烦躁，发作有时者，此有燥屎，故使不大便也。大下后，胃弱不能消谷六七日不大便，烦不解、腹满痛者，此有燥屎也。所以然者，本有宿食故也，宜大承气汤。

病人小便不利，大便乍难乍易，时有微热，喘冒不能卧者，有燥屎也，宜大承气汤。

阳明病，潮热，大便微硬者，可与大承气汤。不硬者，不可与之。若不大便六七日，恐有燥屎，欲知之法，少与小承气汤，汤入腹中，转矢气者，此有燥屎，乃可攻之。若不转矢气是为虚寒此但初头硬，后必溏，不可攻之，攻之必胀满不能食也。欲饮水者，与水则哕，其后发热者，必大便硬而少也，以小承气汤和之。不转失气者，慎不可攻也。

阳明病以小承气汤试其可下，而用大承气汤下之，设下之，心中懊侬而烦，又为热重胃中有燥屎者，可攻。腹微满，初头硬，后必溏，不可攻之。若有燥屎者，必转失气绕脐痛、腹满、小便不利、烦躁、时有微热、喘冒不能卧七证。宜大承气汤。

得病二三日，脉弱，无太阳、柴胡证，烦躁，心下硬，正阳明之证，宜下无疑矣。至四五日，虽能食，其人脉弱，以小承气汤少少与微和之，令小安。至六日，再少与承气汤一升。若不大便延至六七日，似乎胃实矣，乃小便少者，虽不能食，但恐胃弱而膀胱气化之源窒，转渗于大肠。初头硬，后必溏，未定成硬，攻之必溏，须小便利，屎定硬，乃可攻之，宜大承气汤。

阳明病，不曾经吐，不曾经下，心烦者，胃中之热炽也，可与调胃承气汤。以安胃气而全津液。

阳明病，谵语，发潮热，下证审矣，更加脉滑而疾，非同脉弱者，小承气汤主之。因与承气汤一升，腹中转失气者，更服一升；若不转失气，勿更与之。明日不大便，脉反微涩者，里之气虚而邪胜之也，为难治，不可更与承气汤以犯虚虚之戒也。

夫实则谵语，虚则郑声。郑声，重语也。

直视谵语，心火亢极则谵言，肾水垂绝则直视，加以喘满者，邪聚阳位而上争，正不胜邪，气从上脱主死。若谵言而下利者，邪聚阴位而下夺，正不胜邪，气从下脱故亦死。

太阳病时发汗多，传至阳明若重发汗者，亡其阳；使神魂无主而谵语，脉短者，阴阳不附也，必死，若其脉自和者，不死。

阳明病，其人多汗，以津液外出，胃中燥，大便必硬，硬则谵语，小承气汤主之。若一服谵语止，更莫复服。

伤寒四五日，脉沉而喘满，沉为在里则当攻下，而反发其汗，以致津液越出胃中干枯大便为难，表虚里实，久则谵语。

伤寒，若吐、若下后不解，不大便五六日，上至十余日，日晡所发潮热，不恶寒，独语如见鬼状。若剧者，发则不识人，循衣摸床，惕而不安，微喘直视，脉弦者，<small>阴有余可生</small>，脉涩者，<small>阴气绝必死</small>。邪气微者，但发热谵语<small>未至于剧者</small>，大承气汤主之。若一服利，止后服。

汗出谵语者，<small>以有燥屎在胃中，然而汗出谵言，此为风邪在于胸也</small>，须下之，<small>亦必俟其过经乃可下之</small>。下之若①早，语言必乱，以表虚里实故也。<small>必再下之则肠空而风邪得以并出，故愈，此通因通用之法也</small>宜大承气汤。

阳明病，谵语，有潮热，反不能食者，<small>热结于中胃中必有燥屎五六枚也</small>。若能食者，<small>肠胃未结，但硬耳</small>，宜大承气汤。<small>已结者开其结，未结者涤其热，不令结也</small>。

阳明病，发热汗多者，<small>胃中止一津液，汗多则津液外渗，加以发热，则津液尽随热势达外，无他法以止汗</small>。急下之<small>引热势从大肠而出，庶津液不致尽越于外</small>。宜大承气汤。

发汗不解，腹满痛者，<small>邪在表②矣</small>急下之，宜大承气汤。

腹满<small>如故</small>不减，<small>纵或减而亦</small>不足言，当下之，宜大承气汤。

伤寒六七日，目中不了，睛不和，<small>阳明之脉络于目，络中之邪盛，则在经之邪盛矣</small>。无表里证，大便难<small>而非久秘，里不急也</small>。此为实也，急下之<small>以救津液之枯</small>宜大承气汤。

---

① 若：原无，据《伤寒论》补。

② 表：抄本同，据文义当作"里"。

大承气汤方

大黄四两，酒洗　　厚朴半斤，去粗皮，炙　　枳实五枚，炙

芒硝七钱五分

上四味，以水一斗，先煮二物，取五升，去滓，纳大黄，煮取二升，去滓，纳芒硝，更上火微煎一二沸，分温再服，得下，余勿服。

成　承，顺也。胃为水谷之海，荣卫之源，邪气入胃，胃气郁滞，糟粕秘结，壅而为实，是正气不得舒顺也，以此汤荡涤，使塞者利，闭者通，正气得以舒顺也。溃坚破结，苦寒为主，是以枳实为君；泄满除燥，苦温为辅，是以厚朴为臣；热聚于胃，则谓之实，咸寒之物以消实热，故以芒硝为佐；热气内胜，则津液消而肠胃燥，苦寒之物以荡涤其燥热，故以大黄为使。此汤必痞满燥实四证全者，方可用之。

阳明病欲解时，从申至戌上。

脉浮而芤，浮为阳，芤为阴，浮芤相抟，胃气生热，津液内亡，其阳则绝。

趺阳脉浮而涩，浮为阳则胃气强，涩为阴则小便数，浮涩相抟，大便则难，其脾为约，脾约者，脾气过强，胃中之谷因脾土之过燥，津液日枯，约为弹丸而出，所以便难也。胃气强者，盖因脾之强而强耳，麻仁丸主之。

麻仁丸方

麻子仁二升　　芍药半升　　枳实半斤，炒　　大黄一斤　　厚朴

一尺，炙　杏仁一斤，去皮尖，别熬作脂

上六味，为末，炼蜜丸，桐子大，饮服十丸，日三服，渐加，以知为度。

成　麻子、杏仁之甘，缓脾而润燥；芍药之酸以敛津液；枳实、厚朴、大黄之苦下燥结而泄胃强也。

阳明经邪趣①少阳未离阳明之证

阳明病，发潮热，胃实之候大便溏，小便自可，则胃不实，加以胸胁满不去者，则入少阳小柴胡汤主之。合表里中而和之也。

阳明病，胁下硬满，不大便而呕，舌上白苔者，则少阳多，可与小柴胡汤②。分解阴阳上焦得通，津液得下，胃气因和，身濈然而汗出解也。

问曰：病有太阳阳明，有正阳阳明，有少阳阳明，何谓也。答曰，太阳阳明者，脾约是也，乃其人宿便难，及感寒邪即入胃成此证。正阳阳明者，胃家实是也。少阳阳明者，病入少阳而去阳明远，乃从少阳经治法。发汗利小便已，胃中燥烦实，大便难是少阳转入阳明而成下证也。

少　阳　经

伤寒五六日，中风，邪在半表半里之间往来寒热，外邪挟

---

① 趣：同"趋"。趋向，奔向。
② 汤：原无，据《伤寒论》补。

痰饮结聚少阳之位而胸胁苦满；<small>胸胁既满胃中之水谷不消，故默默</small>不欲饮食，邪在于胸胁，故心烦喜呕。或胸中烦而不呕，或渴，或腹中痛，或胁下痞硬，或心下悸，小便不利，或不渴，身有微热或咳者，小柴胡汤主之。伤寒中风，有柴胡证，但见一证便是，不必悉具。

小柴胡汤方

柴胡<small>半斤</small> 半夏<small>汤洗，半升</small> 人参 甘草 黄芩 生姜<small>各三两</small> 大枣十二枚，<small>擘</small>

上七味，以水一斗二升，煮取六升，去滓再煎，取三升，温服一升日，三服。

加减法 若胸中烦而不呕，去半夏、人参，加瓜蒌实一枚，<small>胸中烦而不呕，热聚而气不逆也，甘者令人中满，方热聚无用人参之补，辛散逆气，既不呕无用半夏之辛，治热宜寒、疗聚宜苦，瓜蒌苦寒泄胸中蕴热。</small>若渴者，去半夏，加人参合前成四两半，瓜蒌根四两，<small>半夏燥津液，非渴所宜，人参甘润，瓜蒌根苦凉彻热生津，二物允宜。</small>若腹中痛，去黄芩加芍药三两，<small>去黄芩恶寒中，加芍药以通壅止痛。</small>若胁下痞硬，去大枣加牡蛎四两，<small>甘令人中满，痞者去大枣之甘，咸以软之，痞硬者加牡蛎之咸。</small>若心下悸、小便不利者，去黄芩加茯苓四两，<small>饮而水蓄不行为悸、小便不利，《内经》曰："肾欲坚，急食苦以坚之，"肾得苦则水益坚，故去黄芩，淡味渗泄为阳，茯苓甘淡以泄伏水也。</small>若不渴外有微热者，去人参加桂枝三两，温覆取微似汗愈。<small>不渴，里和也，故去人参。外有微热，表未解也，故加桂。若咳者，</small>

去人参、大枣、生姜，加五味子、干姜二两。咳者，气逆也。甘则壅气，故去人参、大枣，加五味子之酸以收逆气，肺寒则咳，散以辛热，故易生姜以干姜之热。

伤寒邪气在表者，必渍形以为汗；邪气在里者，必荡涤以取利；其于不外不内、半表半里，是当和解则可也。小柴胡和解表里之剂，热气内传，变不可测，须迎而夺之，必先散热，是以苦寒为主。故以柴胡为君，黄芩为臣，以成彻热发表之剂。邪气传里则里气不治，故用人参甘草为主以扶正气而复之也。邪初入里气必逆也，是以辛散之物谓之助，故用半夏为佐，以顺逆气而散邪也。里气平正则邪气不得入，是以三味佐柴胡以和里。表邪内传既未作实，宜当两解其在外者，必以辛甘发散，故用生姜大枣为使，辅柴胡以和表也，七物相合两解之剂当矣。

少阳之为病，热聚于胆中而口苦咽干，木盛而生风故目眩也。

伤寒脉弦细，头痛发热者属少阳，少阳不可发汗，脉弦细者，邪欲入里，胃之津液必为热耗，若复发汗驱其津液外出则谵语，此属胃，胃和则邪散津液回而疾愈，胃不和则津枯饮结烦而悸。

少阳中风，两耳无所闻，目赤，胸中满而烦者，此为风热上壅，痰饮抟结不可吐下，若误吐下则正气大伤，邪逼神明悸而惊矣。柴胡去黄芩加茯苓汤。

伤寒三日，三阳为尽，三阴当受邪，其人反能食不呕，此为三阴不受邪也。

伤寒三日，少阳脉小者，欲已也。

少阳病，欲解时，从寅至辰上。

伤寒六七日，无大热似于表解，其人反加躁烦者，此为阳去入阴故也。

伤寒四五日，身热恶风，太阳症也头项强，太阳兼阳明也胁下满，少阳症也，本当从合并例而用表法矣。然手足温而渴者，外邪辐辏于少阳而向里之机已著，惟用和法则阳邪自罢而津液不伤。小柴胡汤中去半夏加瓜蒌根主之。

伤寒阳脉涩，阴脉弦，似乎阴寒在里法当腹中急痛者，先用小建中汤之缓而和其急不瘥者，则弦为少阳本脉，涩乃汗出不彻，腹痛乃欲传太阴。与小柴胡汤主之。和其阴阳。

伤寒五六日，已发汗而复下之，胸胁满，微结，小便不和，渴而不呕，但头汗出，往来寒热，心烦者，此为未解也，乃少阳兼太阳之证柴胡桂枝干姜汤主之。

柴胡桂枝干姜方

柴胡半斤　瓜蒌根四两　桂枝三两　牡蛎煅　干姜　黄芩各二两　甘草炙，一两

上七味，以水一斗二升，煮取六升，去滓，煎取三升，温服一升，日三服。初服微烦，再服汗出便愈。

风寒之邪，从阳明而传少阳，先不渴，里证未具也，及服柴胡汤已，乃重加口渴者，是转属阳明也，以法治之。救其津液。若未利其小便有猪苓、五苓之法。若津液热炽，又有人参白虎之法。

凡柴胡汤病证已具而误行下之，若柴胡证不罢者，复与柴胡汤，必蒸蒸而振，却发热汗出而解。

伤寒五六日，呕而发热者，柴胡汤证具而以他药下之，柴胡证仍在者，复与柴胡汤。此虽已下之，然而里不受邪不为逆，必蒸蒸而振，却发热汗出而解。若因误下之过，邪传里。心下满而硬痛者，此为结胸也，大陷胸汤主之。但满而不痛者，此为痞，邪尚在于太阳柴胡汤不中与之，宜半夏泻心汤。

少阳虽有汗下二禁，然而当汗当下，正自不同。如本当为发汗而复下之，此为逆也。若先发汗而后下，治不为逆。本当为先下之，而反汗之，此为逆也。若先下之而后发汗治不为逆。此在审其表里多少之间。

伤寒五六日，头汗出、微恶寒、手足冷、心下满、口不欲食、大便硬、脉细者，此为阳微结。阳邪微结而未尽散必有表复有里也，脉沉亦在里也。汗出为阳微，假令纯阴邪内结，不得复有外证悉入在里，此为半在里半在表也。脉虽沉紧，不得为少阴病，所以然者，阴不得有汗，今头汗出，故知非少阴也，可与小柴胡汤。设不了了者，得屎而解。

凡病若发汗，若吐若下，若亡津液，察脉与证阴阳自和者，必自愈。

妇人中风，发热恶寒，经水适来，得之七八日，热除而脉迟身凉，胸胁下满，如结胸状，谵语者，此为热入血室也，_{血室者，冲脉，下居腹内，厥阴肝之主。}当刺期门，随其实而泻之。

妇人中风，七八日续得寒热，发作有时，经水适断者，此为热入血室，其血必结，故使如疟状，发作有时，小柴胡汤主之。

妇人伤寒发热，经水适来，昼日明了，暮则谵语，如见鬼状者，此为热入血室，无得下之而犯胃气，及发汗而犯上二焦，必自愈。_{舍刺期门小柴①无别法也。}

血弱气尽腠理开，邪气因入，与正气相搏结于胸下，正邪分争，往来寒热，休作有时，_{少阳胆与厥阴肝相连，腑邪在上，脏邪在下，胃口逼处二邪之界，故默默不欲饮食，脏腑相连，其痛必下，邪高痛下，}故使呕也，小柴胡汤主之。_{以治腑邪必俟经水再行，脏邪热乃随血去，非药可及。}

合　病

太阳病，项背强几几，_{不舒之甚，}反汗出恶风者，_{颈属阳明，是为中风，见阳明症。}桂枝加葛根汤主之。

桂枝加葛根汤方

与桂枝汤内加葛根四两，余如前法，但不须啜粥。_{或有麻黄，误入。}

太阳病，项背强，_{项背强几几、}无汗恶风者，_{是为伤}

---

① 小柴：小柴胡汤的省称。

寒，<small>见阳明证</small>，葛根汤主之。

葛根汤方

于桂枝汤内加葛根四两，再加麻黄三两，余如前法。

太阳中风与阳明合病，不下利但呕者，<small>风性上行，故合胃中之水饮而上逆</small>，葛根加半夏汤主之。

太阳伤寒与阳明合病者，<small>阴寒下行故合胃中之水谷而下奔</small>必自下利，葛根汤主之。

葛根加半夏汤方

于葛根汤内加半夏半升，洗，余如前法。

太阳与阳明合病，喘而胸满者，<small>表症为多不可下</small>，麻黄汤主之。

太阳与少阳合病，自下利者，<small>半表半里之症为多与黄芩汤和之</small>。若呕者，黄芩加半夏生姜汤。

黄芩汤方

黄芩三两　甘草二两，<small>炙</small>　芍药二两　大枣十二枚，<small>擘</small>

上四味，以水一斗，煮取三升，去滓，温服一升，日再服，夜一服。若呕者加半夏半升、生姜一两半。

黄芩加半夏生姜汤方

于黄芩汤内加半夏半升、生姜一两半，余依前法。

阳明少阳合病，<small>里证为多必下利</small>，其脉<small>阳明大，少阳弦</small>。不负者，顺也。<small>阳明气衰，弦脉独见</small>。负者，失也，互相克贼，名为负也。脉滑而数者，有宿食也，当下之，宜大承气汤。

三阳合病，_{表里俱伤}脉浮大上关上，但欲眠睡，目合则汗。

三阳合病，腹满身重，难以转侧，口不仁而面垢，谵语遗尿，发汗则_{偏于阳而胃中之津液竭，故谵语}，下之则_{偏于阴而真阳无偶益孤}额上生汗，手足逆冷，若其人自汗者，_{表犹未解}白虎汤主之。

并　病

二阳并病，太阳初得病时，发其汗，汗先出不彻，因转属阳明，续自微汗出，不恶寒，_{阳明热炽，宜用下法}。若太阳病证不罢者，不可下，下之为逆，如此可小发汗。设面色缘缘正赤者，阳气怫郁在表，当解之熏之，若发汗不彻，不足言，阳气怫郁不得越_也。毕竟是当汗不汗，若是其人烦躁，不知痛处，乍在腹中，乍在四肢，按之不可得，_{方为阳气不得越耳}其人短气，但坐以汗出不彻故也，更发汗则愈。何以知汗出不彻，以脉涩故知也。_{汗则气伤而短气，汗则血伤而脉涩}。

二阳并病，太阳证罢，但发潮热，手足漐漐汗出，大便难而谵语者，下之则愈，宜大承气汤。

太阳与少阳并病，头项强痛，或眩冒，_{少阳之脉络胁，胁间并入太阳之邪}。时如结胸，而实非也心下痞硬者，当刺大椎第一间、肺俞、_{肺主气，刺以通膀胱之气}。肝俞，_{肝与胆合刺}

以泻胆慎不可发汗。发汗则谵语，脉弦者，少阳胜。五六日谵语不止，当刺期门。

太阳少阳并病，心下硬，颈项强而眩者，当刺大椎、肺俞、肝俞，慎勿下之。

太阳少阳并病，而反下之，成结胸，心下硬，下利不止，水浆不下，其人心烦。结胸证具，烦躁者死，病至此亦危矣。

喻 合病者，两经之证，各见一半，如日月之合朔，如王者之合圭璋，界限中分，不偏多偏少之谓也。又并病者，两经之证，连串为一，如贯索然，即兼并之义也，并则不论多寡，一经见三五证，一经见一二证，即可言并病也，然太阳证多，阳明少阳证少，如秦之并六国者乃病之常，若阳明少阳证多，太阳证少，则太阳必将自罢，又不得拟之为六国并秦矣。

坏 病

太阳病三日，即或多日已发汗，若吐若下若温针，仍不解者，此为坏病，桂枝证罢桂枝不中与也，观其脉证，知犯何逆，随证治之。

本太阳病不解，转入少阳者，胁下硬满，干呕，不能食，往来寒热，尚未吐下，脉沉紧者，与小柴胡汤。若已吐下，发汗温针谵语，柴胡证罢，此为坏病，知犯何逆，以法治之。

喻 坏病者，已汗已吐已下，已温针，病犹不解，治法多端，无一可拟，故名之为坏病也。坏病与过经不解大异，过经不解者，连三阴经俱已传过，故其治但在表里，差多差少，宜先宜后之间。若坏病则病在三阳未入于阴，故其治但在阳经，其证有结胸下利、眩冒、振惕、惊悸、谵妄、呕哕、躁烦之不同，其脉有弦促细数、紧滑沉微、涩弱结代之不同，故必辨其脉证，犯何逆，然后得以法而治其逆也。逆者，误吐下、发汗、烧针之诸逆也。

痰 病

病如桂枝证，自汗、发热、恶寒，但是头不痛，项不强，寸脉微浮，胸中痞硬，气上冲咽喉不得息者，此为胸有寒，痰窒塞故也，当吐之，宜瓜蒂散。诸亡血虚家不可与。

病人有寒痰内动而无外感，不可发汗，如复发汗，胃中冷，必吐蛔。

病人手足厥冷，似厥阴证脉乍紧者，知寒痰之邪结在胸中，心中满而烦，饥不能食者，病在胸中，当须吐之，宜瓜蒂散。

瓜蒂散方

瓜蒂一分，熬黄　赤小豆一分

上二味，各别捣筛，为散已，合治之，取一钱匕。以香豉一合，用热汤七合，煮作稀糜，去滓，取汁和散，温顿服之。不吐者，少少加，得快吐乃止。诸亡血虚家，不可与瓜蒂散。

卷之三

太阴经证

太阴之为病，腹满下利，其本证也。腹满而吐，食不下则邪迫于上，已自利益甚、时腹自痛则邪迫于下；已上下交乱，胃中空虚，治宜温散。若下之，其下邪可去，而上邪陷入。必胸下结硬。

太阴中风，风淫于四末则四肢烦疼，阳脉乃微，阴脉乃涩，则是风邪已去而显不足之象，如其脉长者，乃元气未漓也为欲愈。

太阴病，脉尺寸当沉细，乃浮者为邪还于表也可发汗，宜桂枝汤。

自利不渴者属太阴，以其脏有寒故也，当温之，宜服四逆辈。太阴湿土，邪入而蒸动其湿，自利不渴而多发黄，少阴肾水，邪入而消耗其水，故自利口渴而多烦躁。

伤寒脉浮而缓，缓为太阴本脉，浮缓似太阳中风，其手足自温者，不同太阳之发热，又非少阴、厥阴之四逆与厥也，此系在太阴，太阴当发身黄。若小便自利者，湿热从小便出不能发黄，至七八日虽暴烦，下利日十余行，必自止，以脾家实，秽腐当去故也。此自利不若少阴之漫无止期，不可以四逆治之，宜平胃散之类以治之。

本太阳病，医反下之，因而腹满时痛，而无胸胁诸证者，其邪已入阴位。属太阴也，桂枝加芍药汤主之。

桂枝加芍药汤方

于桂枝汤内更加芍药三两，余依前法。

桂枝以治本经之邪，倍芍药以收太阴之逆。

大实痛者，宜从急下，然阳邪初陷太阴未可峻攻也。桂枝加大黄汤主之。

桂枝加大黄汤方

于桂枝汤内加大黄一两，余依前法。

太阴为病，腹满而痛，脉弱，其人续自便利，邪虽在里，未成大实。设当行大黄芍药者，宜减之，以其人胃气弱易动故也。

太阴病，欲解时，从亥至丑上。

少阴经本经宜温之证

少阴病，始得之，反发热脉沉者，沉为在里，热为少阴之表邪，三阴主以温经为表，庶邪外出而真阳不散。麻黄附子细辛汤主之。

麻黄附子细辛汤方

麻黄二两　细辛二两　附子一枚，擘八片

上三味，以水一斗，先煮麻黄，减二升，去上沫，纳药，煮取三升，去滓，温服一升，日再①服。

---

① 再：《伤寒论》作"三"。

麻黄散寒，附子温经，热须汗解故加细辛。

少阴病，得之一二日，口中和，无里热也其背恶寒者，阳微阴盛之机当灸之以助阳而消阴附子汤主之。以温经而散寒。

附子汤方

附子二枚，去皮　茯苓三两　白术四两　人参二两　芍药三两

上五味，以水八升，煮取三升，去滓，温服一升，日三服。

附子之辛以温经散寒，茯苓、人参、白术之甘以补阳，芍药之酸以扶阴。所以然者，偏阴偏阳，火欲实，水当平，不欲偏胜也。

少阴病，得之二三日，麻黄附子甘草汤微发汗，以二三日无吐利、烦躁、呕渴里证，故微发汗也。

麻黄附子甘草汤方

麻黄二两　附子一枚，炮，去皮　甘草二两，炙

上三味，以水七升，先煮麻黄一两沸，去上沫，内诸药，煮取三升，去滓，温服一升，日三服。

右证二三日病尚浅，故于麻黄附子细辛汤去细辛而加甘草，乃汗剂之轻者。

少阴病，欲吐不吐，心烦，但欲寐。此肾气上逆之征也五六日自利而渴者，属少阴也。虚故引水自救，若小便色白者，少阴病形悉具，小便白者，以下焦虚寒，不能制

水，故令色白也。当用温经。若渴引水，属少阴传经之邪，则肾热而水道赤黄矣。

病人脉阴阳俱紧，伤寒脉也反汗出者，此为亡①阳以固其外也，此属少阴，法当见少阴证，咽痛而复吐利。当主少阴温经散邪之法，桂枝加干姜汤或四逆汤。

少阴病，脉微不可发汗，亡阳故也。无阳则其邪为阴邪，阴邪本宜下，但阳已虚，尺脉弱涩者，又为亡阴里虚复不可下之。宜桂枝、芍药，炙甘草汤，四逆汤。

少阴病下利，若利自止、恶寒而蜷卧、手足温者，利自止手足温，此阳②气未亏也。可治之以温法。

少阴病，恶寒而蜷，时自烦，欲去衣被者，阳气未至，出亡在外。可治之以温法。若不烦而躁者主死。

少阴病脉紧，至七八日自下利，脉暴微，手足反温，脉紧反去者，为欲解也，虽烦下利必自愈。

少阴病，身体痛，手足寒，骨节痛，脉沉者，寒邪入少阴之本证，附子汤主之。

少阴病，吐利，手足厥冷，烦躁欲死者，肾中阴气上逆，吴茱萸汤主之。

吴茱萸汤方

吴茱萸一升，洗　人参三两　生姜六两　大枣十二枚，擘

上四味，以水七升，煮取二升。去滓，温服七合，日

---

① 亡：同"无"。
② 阳：原本漫漶，据抄本补。

三服。

吴茱萸以下逆气，而用人参姜枣以厚土，则阴气不复上干，此温经兼温中也。

少阴病，下利无阳证者，恐阴盛隔阳，以白通汤主之。通其阳，而消其阴也。

少阴病，下利脉微者，与白通汤。利不止，而至厥逆无脉，干呕烦者，药无向导之力，以引其阳入于阴分。白通加猪胆汁汤主之。服汤脉暴出者，炎上之火与下之凝寒相离而绝不相属也，主死，微续者生。

白通汤方

葱白四茎　干姜一两　附子一枚，生用，去皮，破八片

上三味，以水三升，煮取一升，去滓，分温再服。

白通加猪胆汁汤方

于前汤煎成，入人尿五合、猪胆汁一合，如无猪胆，羊胆亦可用。

白通汤用姜、附以散寒止利，主以葱白通调阳气也。若利而干呕烦者，寒气太甚，内为格拒，姜、附非烦者之所宜，必呕而不纳，加人尿、猪胆汁性寒咸苦之物于汤中，候温冷而服之，是以纳而不阻，至其所则冷体既消，热性复发，是热因寒用也。

少阴病，二三日不已，至四五日，腹痛，小便不利，四肢沉重，疼痛，自下利者，此为有水气，阴寒内持，湿胜而水不行，因而内渗外薄。其人或咳，或小便利，或下利，或

呕者，<small>治宜镇摄少阴上逆之水</small>真武汤主之。

少阴病，下利清谷，里寒外热，手足厥逆，脉微欲绝，身反不恶寒，其人面赤色，<small>此群阴隔阳于外也</small>或腹痛，或干呕，或咽痛，或利止脉不出者，通脉四逆汤主之，其脉即出者愈。

通脉四逆汤方

甘草<small>三两，炙</small>　附子<small>大者一枚，生用，去皮，破八片</small>　干姜<small>三两，强人可四两</small>

上三味，以水三升，煮取一升二合，去滓，分温再服。其脉即出者愈。

加减法　面色赤者，加葱九茎；腹中痛者，去葱，加芍药二两；呕者，加生姜二两。咽痛者，去芍药，加桔梗一两；利止脉不出者，去桔梗，加人参二两。

此即四逆汤而另作汤名，重在加减也。倍干姜以壮温暖之气，加甘草一两以大调和之用；面赤为戴阳，加葱之辛以通阳气；腹痛加芍药之酸，通寒而利腹中痛；呕为气不散，加生姜辛以散之；咽痛、咽中如结，桔梗散之；利止脉不出，经谓脉微而利亡血也，加人参以补之。

通脉四逆加胆汁汤方

于四逆汤方内加入猪胆汁半合，余依前法服。

少阴病，脉沉者，<small>阳气微矣急温之</small>宜四逆汤。

少阴病，饮食入口即吐，心下温温欲吐，复不能吐，<small>此阴邪上逆之候</small>，若始得之，手足寒脉弦迟者，<small>既非传经之邪</small>，为阴邪上逆无疑矣。此邪在胸中，胸中实而不在腹不可下也，当吐之，若膈上有寒饮，干呕者，吐之转增其逆不可吐也，急温之，宜四逆汤。

少阴病，下利，其阳脉微，阴脉涩阴阳两伤之候，故阴邪上逆而呕阳虚不能外固，阴弱不能内守。而汗出，必数更衣也今反少者，阳虚则气下坠，阴虚则勤努①责也，是证阳虚当温，阴弱不宜，药难两全。当温其上。而升其阳，于顶中央发上五寸日百会穴灸之。庶阳不下陷，以迫其阴，阴得安静不扰，而下利自止。

少阴病吐利逆冷其常也，若手足不逆冷，反发热者，不死。如其脉不至者，为阳越于外，阴凝于内，急当温之，而温药必致伤阴。灸少阴七壮。引其阳内返，斯脉至而吐利将自止。

少阴病，恶寒身蜷而利，手足逆冷者，阴盛无阳不治。

少阴病，吐利烦躁、四逆者，死。

少阴病，下利止，似可得生而阴亡于下，则诸阳上聚于头，纷然扰动，遂头眩，时时自冒者，阳脱于上也，主死。

少阴病，四逆恶寒而身蜷，更加脉不至，阳已亡矣，其人不烦而躁者阴亦绝，必死。

少阴病六七日，息高者，诸阳主气，息高则真气上逆于胸中，不能复归气海也，主死。

少阴病，脉微沉细，但欲卧，少阴之本证也。汗出不烦

---

① 努：据文义当为"努"。

则阳证罢而当虑其阴矣自欲吐乃阴邪上逆当急温之，延至五六日自利有加。复躁烦不得卧寐者，肾中真阳扰乱也，主死。

少阴经传经热邪之证

少阴之为病，脉微细，邪入少阴，则气行于阴，不行于阳，故但欲寐也。

少阴病，脉细沉数，病为在里，不可发汗。以动其经气，有夺血亡阳之变。

少阴病，咳而下利谵语者，被火气劫故也，火上攻故为咳，下攻故为利。火势燔灼神识昏乱故谵言。肺为火热所伤则气化不行，大肠奔迫无度，则水谷并趋一路。燔灼不已，则小肠枯涸。小便必难，以强责少阴汗也。

少阴中风，脉阳浮阴弱者，则其势方炽。若阳微者，则外邪不复内入，阴浮者，则内邪尽从外出。为欲愈。

少阴病，欲解时，从子至寅上。各经解于王时，少阴解于阳生之时，阳进则阴退，阳长则阴消，阴得阳则解矣。

少阴病，八九日阴邪内解之时也，反一身手足尽热者，以脏邪传腑，肾移热于膀胱。热在膀胱故身热，膀胱主表也，膀胱之血为热所迫必便血也。

少阴病，但厥无汗，热入里而外寒甚，当温之而强发之，必动其血，未知从何道出，或从口鼻，或从耳目，是名下厥上竭。下厥者，少阴居下，不得汗而热深也。上竭者，少阴之血，尽从上而越竭也。少阴本少血，非若膀胱多血之比，且从上出为逆，故为难治。

少阴病，得之二三日以上，心中烦，不得卧，而无躁证，乃真阴为邪烁。黄连阿胶汤主之，以解热而生阴。

黄连阿胶汤方

黄连四两　黄芩一两　芍药二两　鸡子黄二枚　阿胶三两

上五味，以水五升，先煮三物，取二升，去滓，纳胶烊尽，小冷，内鸡子黄，搅令相得，温服七合，日三服。

黄连、黄芩之苦寒以除热，鸡子黄、阿胶之甘温以补血，芍药之酸平以收阴气而泄邪热也。

少阴病，二三日，至四五日，腹痛，小便不利，少阴热邪也，而下利不止便脓血者，则下焦滑脱矣，寒药非宜。桃花汤主之。

桃花汤方

赤石脂一斤，一半全用，一半筛末　干姜一两　粳米一升

上三味，以水七升，煮米令熟，去滓，温服七合，纳赤石脂末，方寸匕，日三服。愈，弗服。

石脂之涩以固脱也，干姜之辛以散邪也，粳米之甘以益中虚也。注①谓干姜以散胃中寒，喻②谓散胃中之热。盖寒邪传入少阴久郁而成热，辛以散胃中之本寒也。

少阴病，下利，便脓血者，桃花汤主之。

---

① 注：指成无己《注解伤寒论》。

② 喻：指喻昌。

少阴病，若不下利，而但便脓血者，可刺经穴以散其热。

少阴病，下利，咽痛，胸满心烦者，少阴热邪充斥上下，寒下之药非宜。猪肤汤主之。

猪肤汤方

猪肤一斤

上一味，以水一斗，煮取五升，去滓，加白蜜一升，白粉五合，熬香，和相得，温分六服。

猪，水蓄也，其气先入肾。少阴客热，故以猪肤甘寒解之，加白蜜以润躁除烦，白粉以益气断利。

少阴病，二三日，咽痛者，可与甘草汤和缓其势。不瘥者，与桔梗汤。开提其邪，唯二三日他证未具者可用之。

甘草汤方

甘草二两

上一味，以水三升，煮取一升半，去滓，温服七合，日二服。

桔梗汤方

桔梗一两　甘草二两

上二味，以水三升，煮取一升，去滓，分温再服。

桔梗辛温散寒，甘草甘平除热，甘梗相合，以调寒热。

少阴病，咽中痛，乃热邪挟痰而攻咽半夏散及汤主之。

少阴病，咽中伤，生疮，不能语言，声不出者，阴邪上结，桂不可用，寒下非宜。苦酒汤主之。

半夏散及汤方

半夏_洗　桂枝_{去皮}　甘草_{炙，各等分}

上三味，各别捣筛已，合治之，白饮和，服方寸匕，日三服。若不能散服者，以水一升，煎七沸，纳散一两^①方寸匕，更煎三沸，下火令小冷，少少咽之。

此汤与苦酒汤皆主祛痰，此加桂、甘以少阴之邪从太阳来，故以半夏涤饮，桂、甘祛邪。至阴邪上结，咽痛生疮不能言，桂热非宜，故去之。用鸡子以润咽，借苦酒以消肿敛疮以胜阴热也。鸡子黄象地，血分药也，白象天，气分药也，故去黄以清在上之热，合苦酒以敛浮浊之火。

苦酒汤方

半夏_{洗，破，如枣核大十四枚}　鸡子一枚，去黄，纳上苦酒着鸡子壳中

上二味，纳半夏着苦酒中，以鸡子壳置刀环中，安火上，令三沸，去滓，少少含咽之。不瘥，更作三剂服之。

少阴病四逆，_{而不至厥，其热未深。}其人或咳，或悸，或小便不利，或腹中痛，或泄利下重者，_{皆为传经热邪}四逆散主之。

四逆散方

甘草_炙　枳实_{破，水渍，炙干}　柴胡　芍药

---

① 一两：《伤寒论》作"方寸匕"，无"一两"二字，疑衍。

上四味各十分，捣筛，白饮和，服方寸匕，日三服。

加减法：咳者加五味子、干姜各五分；并主下利、悸者，加桂枝五分；小便不利者，加茯苓五分；腹中痛者，加附子一枚，炮令坼①；泄利下重者，先以水五升，煮薤白三升，煮取三升，去滓，以散三方寸匕，内汤中，煮取一升半。分温再服。

四逆为邪壅正气，咳悸诸证虽上下寒热不同，总阴之不通阳而各自为病，故取茈胡②以解其邪，甘、芍以和其阴，而以枳实为通达阴阳之主药，虽不峻，渐可转逆为顺，故亦名四逆。

少阴病，下利六七日，本热去寒起之时，乃其人咳而呕渴，心烦不得眠者，乃热邪与水饮搏结羁留不去猪苓汤主之。

少阴病，得之二三日，口燥咽干者，肾水不足以上供也急下之以救肾水宜大承气汤。

少阴病，热邪传经逼迫津水自利清水，色纯青，与阴寒无异，但阳邪传自上焦。心下必痛，口干燥者，若阴邪无此枯槁之象也急下之以救其阴宜大承气汤。

少阴病，六七日，腹胀不大便者，胃土过实，肾水不足上供。急下之，宜大承气汤。

少阴负趺阳者，为顺也。少阴水也，趺阳土也，诸病恶土

---

① 坼（chè 澈）：原作"柝（tuò 唾）"，据宋本《伤寒论》《注解伤寒论》改。坼，裂开。

② 茈（zǐ 子）胡：即柴胡，详《本草纲目·草部》。

克水，惟伤寒少阴见证，恐土不能制水，水泛则呕吐下利，无所不至，究令土败，而真阳外越，趺阳脉胜，则平成①可几②。

厥阴经证

厥阴之为病，厥阴属木，厥阴邪甚，则肾水为之消，肾消则引水以自救，故饮水多而小便少，成消渴，气上撞心，心中疼热，肝气通于心也饥而不欲食者，木邪横肆，胃土受制也。食则吐蛔者，胃中空虚，蛔嗅食则出也，夫邪属厥阴。下之徒虚阳明，阳明虚，木益乘其所胜而利不止。

厥阴中风，脉微缓今脉微浮则邪还于表矣为欲愈，不浮为未愈。

厥阴病，欲解时，从丑至卯。厥阴风木之王时也。

厥阴病，欲饮水者，少少与之愈。

诸四逆厥者不可下之，虚家亦然。凡厥者，手三阳三阴，相接于手。足三阳三阴，相接于足。阴主寒，阳主热，阳气内陷，不与阴气会则阴阳气不相顺接，便为厥，厥者手足逆冷者是也。然四肢属脾，脾为阴，胃为阳不相顺接，亦主逆冷也。

伤寒脉迟，六七日，而反与黄芩汤彻其热，脉迟为寒，今与黄芩汤，复除其热，腹中应冷，当不能食，今反能食，是胃气发露无余，其阳亦必渐去而不能久存。此名除中，必死。

---

① 平成：指疾病痊愈。
② 几：接近，达到。《尔雅·释诂》："几，近也"。

伤寒始发热六日，厥反九日而利。凡厥利者，当不能食，今反能食者，恐为邪甚除去胃中之气①。食以索饼，不发热者，知胃气尚在，必愈，恐暴热来出而复去也。后三日脉之，其热续在者，期之旦日夜半愈。所以然者，少阴经中内藏真阳，最患四逆，故反发热者不死，厥阴经中，内无真阳，不患其厥，但患不能发热，与夫热少厥多，故本发热六日，厥反九日，复发热三日，并前六日，亦为九日，此热与厥相应，故期之旦日夜半愈也。若后三日脉之而脉数其热不罢者，此为热气有余，厥阴主血，热与血久持不散。必发痈脓也。

伤寒先厥，后发热而利者，必自止，见厥复利。伤寒先厥，后发热，下利必自止，其病为欲愈矣而反汗出，咽中痛者，热邪上攻其喉夹湿痰而为痹。发热虽为无汗，则邪在表而利必自止。若不止者，邪仍在里也，必便脓血。便脓血者，则邪在里而不在表，在下而不复在上，故其喉不痹。

伤寒一二日，至四五日，厥者必发热，前热者后必厥，厥深者热亦深，厥微者热亦微，厥应下之，以苦寒清解其里热而反用甘辛以发汗者，则引热势上攻必口伤烂赤矣。若夫先四逆厥者，不可下也。

伤寒病，厥五日，热亦五日，设六日当复厥，不厥者自愈。厥终不过五日，以热五日，热厥相应，阴阳一胜一复，恰相当也。故知自愈。

伤寒脉微而厥，阳气衰微可知，未定为脏厥、蛔厥也。至七

---

① 中之气：原本残，抄本缺，据《尚论篇》补。

八日肤冷，其人躁无暂安时者，此为脏厥非蛔厥也。宜四逆及灸法，其厥不回者死。蛔厥者，其人当吐蛔，今病者静而复时烦者，此为脏寒，蛔上入其膈，故烦。须臾复止，复食而呕又烦者，蛔闻食臭出，其人当自吐蛔。蛔厥者，未为死候，但因此而驯至①胃中无阳，则死。乌梅圆主之。又主久利。以能解阴阳错杂之邪也。

乌梅丸方

乌梅三百个　细辛六两　干姜十两　黄连一斤　当归四两
附子六两，炮　蜀椒四两，去子　桂枝六两，去皮　人参六两
黄柏六两

上十味，异捣筛，合治之，以苦酒渍乌梅一宿，去核，蒸之五升米下，饭熟，捣成泥，和药令相得，纳臼中，与蜜，杵二千下，丸如梧桐子大，先食饮，服十圆，日三服，稍加至二十圆。禁生冷、滑物、臭食等。

乌梅之酸以收肺气，人参之甘以缓脾气，当归、桂、椒、细辛辛以润内寒，姜、附辛热以胜寒，黄连、黄柏苦以安蛔。

伤寒热少厥微指头寒，默默不欲食，烦躁数日，胃中津液伤矣，若其小便利，色白者，此热除也，以是欲得食，其病为愈。若厥而呕，胸胁烦满者邪聚中焦，其后阴邪走下窍势必便血。

---

①　驯至：渐至。

伤寒发热四日，厥反三日，复热四日，厥少则其邪微热多则其阳胜其病当愈。四日至七日热不除者，必便脓血。伤寒厥四日，热反三日，复厥五日，其病为进，寒多热少，阳气退，故为进也。

伤寒六七日，脉微，手足厥冷，烦躁，灸厥阴，厥不还者死。

伤寒厥证，但发热则不死，以邪出于表而里证自除。发热，下利厥逆，躁不得卧者，则发热为真阳外散之候，阴阳两绝亦主死。

伤寒发热，下利至甚，厥不止者死。

发热而厥七日，下利者，为难治。治热则益厥利，治厥利则益热。

伤寒六七日不利，忽而便发热而利，是外阳内阴之象也其人汗出不止者死，有阴无阳故也。当早用温，用灸以安其阳，勿俟汗出可耳。

病者手足厥冷，言我不结胸，小腹满，按之痛者，此冷结在膀胱关元也。阳邪结于阳，阴邪必结于阴，邪不上结其为阴邪可知，宜用温用灸矣。

伤寒五六日，邪入厥阴，其热深矣。不结胸，腹濡脉虚，复厥者则非热深者比不可下，此为亡血，由其阴血素亏，下之则重亡其阴必死。

手足厥寒，脉细欲绝者，当归四逆汤主之。脉细、脉虚皆为无血，不可下亦不可温也。若其人内有久寒者，亦禁用姜、附以劫其阴，只宜当归四逆加吴茱萸生姜汤主之。

当归四逆汤方

当归三两　桂枝三两　芍药三两　细辛二两　甘草二两，炙　通草二两　大枣三十五枚，擘

上七味，以水八升，煮取三升，去滓，温服一升，日三服。

脉细欲绝乃阳气衰微，阴血更为不足。脉者，血之府也。诸血皆属心，通脉者必先补心益血，当归之苦以助心血，芍药之酸以收心气，甘草、通草、大枣之甘以缓阴血，细辛之辛以入少阴。

当归四逆加吴茱萸生姜汤方

于前方加吴茱萸二升，生姜半斤

上九味，以水六升，清酒六升，和煮取五升，去滓，温分五服。

大汗出热不去，恐阳气外散，若内拘急，四肢疼，又下利厥逆而恶寒者，则在里纯属阴寒矣四逆汤主之。

大汗，若大下利而厥冷者，四逆汤主之。

伤寒脉促，手足厥逆者，阳为阴所格拒而不能返可灸之。以通其阳。

伤寒脉滑而厥者，滑为阳，知里有热也，白虎汤主之。

病人手足厥冷，似乎阴邪脉乍紧者，乃阳邪故见阳脉，阳邪必结于阳脉。邪结在胸中，心下满而烦，饥不能食者，病在胸中，当须吐之，宜瓜蒂散。

伤寒厥而心下悸者，宜先治水，当用茯苓甘草汤却治其厥，不尔，水渍入胃，必作利也。

伤寒六七日，大下后，寸脉沉而迟，手足厥逆，阳气陷入阴中下部脉不至，阴气亦复衰竭咽喉不利，唾脓血，因大下伤津液而成肺痿泄利不止者，阳气下陷所致，此证表里错杂为难治，因阳气下陷故必升举药中兼调肝肺，宜麻黄升麻汤主之。

麻黄升麻汤方

麻黄二两半，去节　升麻一两一分　当归一两一分　知母　黄芩　葳蕤各十八铢　石膏碎，绵裹　白术　干姜　芍药　天门冬去心　桂枝去皮　茯苓　甘草炙，各六铢

上十四味，以水一斗，先煮麻黄一两沸，去上沫，内诸药，煮取三升，去滓，分温三服，相去如炊三斗米顷，令尽，汗出愈。

《玉函》曰："大热之气，寒以取之；甚热之气，汗以发之。"麻黄、升麻之甘，以发浮热；正气虚者以辛润之，当归枝姜之辛以散寒；上热者以苦泄之，知母、黄芩之苦凉心去热；津液少者以甘润之，茯苓、白术之甘缓脾生津；肺燥气热以酸收之，以甘缓之，芍药之酸以敛逆气，葳蕤、门冬、石膏、甘草之甘，润肺除热。

伤寒四五日，腹中痛。多属虚寒若转气下趋少腹者，此因寒欲自利也。

伤寒其人本自寒下，医复吐下之，遂成寒格更逆吐下，若食入口即吐，格拒极矣干姜黄连黄芩人参汤主之。

干姜黄连黄芩人参汤方

干姜三两，去皮　黄连三两，去须　黄芩三两　人参三两

上四味，以水六升，煮取二升，去滓，分温再服。

干姜、人参以温补其胃；黄连、黄芩之苦以下逆气而解入里之邪热。

下利脉沉而迟，为里寒也其人面少赤，身有微热，兼外邪也下利清谷者，必郁冒，汗出而解，汗中大伏危机，用法迥异，下条正其法也。病人必微厥，所以然者，其面戴阳下虚故也。戴阳之证必微厥也。

下利清谷，里寒外热，汗出则阳气通行于外矣而厥者，阳气虚也通脉四逆扬主之。

下利手足厥冷无脉者，灸之不温，若脉不还，已为死证，若复阳气随火上逆反微喘者，孤阳上脱也，必死。

下利后脉绝，手足厥冷，晬时脉还，手足温者生，脉不还者死。

下利腹胀满，身体疼痛者，有里有表先温其里，必清便已调，痛不减乃攻其表，温里宜四逆汤，攻表宜桂枝汤。

下利清谷，不可攻表，温里攻表自有次第，若误攻其汗则阳出，而阴气充塞于胸腹必胀满。

伤寒下利日十余行，脉反实者，邪盛而正脱也死。

下利有微热而渴，阳邪未尽也若脉弱者，则邪已退今[1]自

---

① 今：原作"令"，误，据《伤寒论》改。

愈。下利脉数而渴者证转阳矣今自愈。设不瘥，必清脓血，以有热故也，清与圊同。下利脉数，有微热，汗出，今自愈。设复紧，则邪方盛不能得汗为未解。

下利寸脉反浮数，邪还表矣①，其尺脉当和，今尺中自涩者，乃邪结阴分，虽寸口得阳脉而阴邪必走下窍。必圊脓血。

下利脉沉弦者，则主里急下重也，脉若沉弦而大者为未止发热者死；脉微弱数者，为欲自止，虽发热不死。

热利下重者，欲转痢也，白头翁汤主之。胜其热也。

下利欲饮水者，以有热故也，热邪内耗津液，虽未至下重，亦白头翁汤主之。

白头翁汤方

白头翁三两　黄连三两，去须　黄柏三两　秦皮三两

上四味，以水七升，煮取二升，去滓，温服一升。不愈，更服一升。

下重者乃热伤气，故陷下而重也，陷下则伤阴，阴伤则血热，故以苦寒之剂治之。白头翁清热凉血；秦皮和肝阴，肾肝同治也；黄连清脾家郁热；黄柏坚北方元阴也。所谓热伤肾，肾欲坚，急食苦以坚之也。

下利谵语，以有燥屎也，下利肠虚，宜小承气汤主之②。微攻其胃。

---

① 矣：原本漫漶，据抄本补。
② 主之：《伤寒论》无，疑衍。

下利后更烦，似乎邪未尽解，按之心下濡者，为虚烦也，宜栀子豉汤。

呕而发热者，肝胆脏腑相连之证小柴胡汤主之。分其阴阳。

呕而脉弱，小便复利，里虚且寒身有微热，症兼表矣见厥者，此为阴阳互错难治，然不难于外热而难于内寒，内寒则阳微阴盛，宜回其阳。四逆汤主之。

干呕吐涎沫者，吴茱萸汤主之。以下阴邪之逆气。若呕家阴邪上结而发有痈脓者，不可以茱萸汤治呕，宜辛凉以开提之，其脓尽自愈。

伤寒呕而腹满，视其前后何部不利，前部五苓散，后部小承气。利之则愈。

王　夫三阳之病，其寒邪之在太阳也，寒郁其阳，阳不畅而成热，阳虽人身之正气，既郁则为邪矣。用麻黄发表以逐其寒，则腠理通而郁热泄，故汗而愈。苟或不汗不解，其热不得外泄，则必里入，故传阳明、传少阳而或入腑也。若夫三阴之病，则或寒或热者何哉？盖寒邪之伤人也，或有在太阳经郁热，然后以次而传至阴经者，或有太阳不传阳明少阳而便传三阴经者，或有寒邪不从阳经而始直伤阴经者，或有虽从太阳而始不及郁热即入少阴而独见少阴证者，或有始自太阳即入少阴而太阳不能以无伤者，或有直伤即入而寒便变热及始寒而终热者，其郁热传阴与寒便变热则为热证，其直伤阴经及从太阳即入少阴则为寒证。其太阳不能无伤，则少阴脉证而兼见太阳标病，其始为寒而终变热，则先见寒证而后见热证。此[①]三阴之病，所以或寒或热也。夫其或传经，或直伤，或即入，或先寒后热者，何也？邪气暴卒，本无定情而转变不常故耳。故经曰：邪中人也无有常，或中于阳，或中于阴。刘守真以温暑为伤寒，而仲景之方每不与温暑对，故略乎温热之剂而例用寒凉。由其以伤寒一断为热，故谓仲景四逆汤为寒[②]药误下，表热里和之证，及为表热里寒、自利之证而立；又谓温里止利，急解其表；又谓寒病止为杂病。嗟乎，仲景伤寒论专为中而即病之伤寒作，不兼为不即病之温暑作，故每有三阴之寒证而温热之剂所以用也。以病则寒，以时则寒，其用之也固宜，后人不知此意，是以愈求愈远，愈说愈凿也。且如寒药误下而成里寒者，固不为不无矣，不因寒药误下而自为里寒者，其可谓之必无乎？殊不知阴经之每见寒证者，本因寒邪不由阳经直伤于此，与夫虽由太阳而始，不及郁热，即入于此而致也。虽或有因寒药误下而致者，盖亦甚少，仲景所用诸温热之剂，何尝每为寒药误下而立，况表热里寒之证，亦何尝每有急解其表之文乎？夫里寒外热之证乃是寒邪入客于内，迫阳于外，或是虚阳之气，自做外热之状耳，非真热邪所为也。观仲景于里热外寒之证，但以温药治里寒，而不治外热，则知其所以为治之意矣。若果当急解其表，岂不于里和之

---

① 此：原无，据《证治准绳》补。

② 寒：原无，据《证治准绳》补。

后明言之乎。且三阴寒病既是杂病，何故亦载于《伤寒论》以惑后人乎？其厥阴病诸条之上，又何故每以伤寒二字冠之乎？夫《内经》所叙三阴病，一于为热者，言其常也，仲景所叙三阴病，兼乎寒热者，言其变也，并行而不相悖耳。后人谓伤寒本无寒证，得非知常而不知变欤？或曰：伤寒之病，必从阳经郁热而传三阴，今子谓直伤阴经，即入阴经而为寒证，其何据乎？予曰：仲景言病发热恶寒者，发于阳也；无热恶寒者，发于阴也。发于阳者七日愈，发于阴者六日愈。夫谓之无热恶寒，则知其非阳经之郁热矣；谓之发于阴，则知其不从阳经传至此矣。谓之六日愈，则知其不始太阴①而止②自阴经发病之日为始数矣。仲景又曰：伤寒一二日至四五日而厥者，必发热，伤寒病厥五日，热亦五日，设六日当复厥，不厥者自愈。伤寒厥四日，热反三日，复厥五日，其病为进。夫得伤寒未为热，即为厥者，岂亦有传经入深之热邪而致此乎？今世人多有始得病时，便见诸寒证而并无或热者，此则直伤阴经，即入阴经者也。苟不能究夫仲景之心，但执凡伤于寒则为病热之语以为治，其不夭人天年者几希矣。

过经不解之证

太阳病，过经十余日不知太阳未罢反二三下之，邪陷少阳

---

① 阴：据文义疑为"阳"。

② 止：只，仅。

后四五日，柴胡证仍在者，本当行大柴胡，但其人之邪屡因误下而深入，故必先与小柴胡汤提邪出于半表。呕不止，心下急，郁郁微烦者，为未解也，然后与大柴胡汤下之则愈。

太阳病，过经十余日，心下温温欲吐，而胸中痛，大便反溏，腹微满，郁郁微烦，此证有二辨。若先此时自极吐下者，邪从吐解且已入里与调胃承气汤。若不尔者，即未极吐下，便不可与调胃承气。但欲呕，胸中痛，微溏者，痛非吐所伤，溏非下所致，岂但调胃不可。此非柴胡证，不可与柴胡，以邪在太阳之高位，宜解太阳之邪。盖以其人呕，故知极吐下也。而所主又在太阳，吴茱萸汤、半夏泻心汤之类。

伤寒十三日，胸胁满而呕，邪在少阳表里之间日晡所发潮热，里可攻也已而微利，便未实也此本柴胡证，大柴胡分解表邪，荡涤里热，则邪去而利亦自止。下之而不得利，今反利者，知医以圆药下之，引邪内陷而致下利非其治也，潮热者实也，先宜小柴胡以解外，后以柴胡加芒硝汤主之。

柴胡加芒硝汤方

于小柴胡汤内加芒硝六两，余依前法服，不解更服。

伤寒十三日不解，过经谵语者，以有热也，此无表证当以汤下之。若小便利者，大便当硬，而反下利，脉调和者，知医以圆药下之，非其治也。若自下利者，脉当微厥，今反和者，此为内实协热而利也，调胃承气汤主之。

瘥后劳复之证

大病瘥后劳复者，<small>起居作劳，复生余热。</small>枳实栀子豉汤主之。<small>非取吐①之。乃苦以发其微汗也。经曰火淫所胜，以苦发之。</small>若有宿食者，加大黄如博棋子大五六枚。

伤寒瘥已后更发热者，小柴胡汤主之。脉浮者以汗解之。<small>用枳实栀豉汤。</small>脉沉实者以下解之。<small>用枳实栀豉加大黄。</small>

枳实栀子汤方

枳实<small>三枚，炙</small>　栀子<small>十四枚</small>　豉<small>一升，绵裹</small>

上三味，以清浆水七升，空煮②取四升，纳枳实、栀子，煮取二升，下豉，更煮五六沸，去滓，温分再服，覆令微似汗。

伤寒为风寒外入之表，劳复为余热内起之邪。表邪贵涌，故栀豉汤必先煮栀子后纳豉，则上涌而不下。栀子厚朴汤恐枳、朴下走，故同煮而合其气，使枳朴利气之性随栀子而成上涌之功。此先煮浆水后纳栀枳，又次纳豉，盖水熟则速下，不先煮栀子而合枳实同煎，借水势以急下，留苦性以微汗也。

大病瘥后，从腰已下有水气，<small>渍而为肿者，当因水未犯身半以上，急驱之使不入于阳界。</small>牡蛎泽泻散主之。

---

① 吐：原本漫漶，据抄本补。
② 空煮：此指单独煎煮。

牡蛎泽泻散方

牡蛎_熬 泽泻 瓜蒌根 蜀漆_洗 葶苈_熬 商陆根_熬
海藻_{洗去咸}，以上各等分

上七味，异捣下筛为散，更入臼中治之，白饮和服方寸匕。小便利，止后服，日三服。

牡蛎、泽泻、海藻之咸以泄水气，蜀漆、葶苈、瓜蒌、商陆之酸辛与苦，以导肿湿。

大病瘥后喜唾，久不了了者，胃上有寒，当以圆药温之，宜理中圆。区分阴阳，温补脾胃。

理中圆方

人参 甘草_炙 白术 干姜_{以上各三两}

上四味，捣筛为末，蜜和，丸如鸡子黄大，以沸汤数合，和一丸，研碎温服之，日三服，夜二服。腹中未热，益至三四丸，然不及汤。汤法以四物依两数切，用水八升，煮取三升，去滓，温服一升，日三服。

加减法 若脐上筑者，肾气动也，去术加桂四两；吐多者去白术加生姜三两；下多者还用术；悸者加茯苓二两；渴欲得水者，加术足前成四两半；腹满者去术，加附子一枚。服汤后，如食顷，饮热粥一升许，微自汗，勿发揭衣被。

头痛发热，邪由风寒，中乃阴阳之界也。饮水为热，热为阳邪，居阳分而稍高。不饮水为寒，寒为阴邪，居阴

分而稍下。阳邪用五苓，责在太阳也。阴邪用理中，责在太阴也。脐上筑、吐多、腹满去术，皆恶其壅也。渴加术者，津液不足则邪反营之，故加术以壮正气而虚热去，津自生矣。

伤寒解后，津液为热耗，余热不清，致虚羸少气，若更气逆欲吐者，余邪复挟津液滋扰竹叶石膏汤主之。

竹叶石膏汤方

竹叶二把，以淡竹良　石膏一斤，碎　半夏半升，洗　人参三两　甘草二两，炙　粳米半升　麦门冬一升，去心

上七味，以水一斗，煮取六升，去滓，纳粳米，煮米熟汤成，去米，温服一升，日三服。

病人脉已解而日暮微烦，以病新瘥，人强与谷，脾胃气尚弱不能消谷，故令微烦，损谷则愈。

阴阳易之证

伤寒阴阳易之为病，其人身体重，少气，少腹里急，或引阴中拘挛，热上冲胸，头重不欲举，眼中生花，膝胫拘急者，病人①热毒藏于精髓之中，未能外泄，不病之体交接，暴受阴毒，非姜、桂、附子辛热所能驱，故以烧裈散主之。借平昔②败浊之气，同气相求，服之小便利，阴头微肿愈，以阴毒仍③从阴窍出耳。

---

① 病人：原本漫漶，据抄本补。
② 借平：原本漫漶，据抄本补。
③ 仍：原本漫漶，据抄本补。

烧裈散方

上取妇人中裈近隐处，剪烧灰，以水和服方寸匕[1]，日三服[2]。小便即利，阴头微肿，则愈。妇人病，取男子烧灰服之。

---

① 方寸匕：原本残，据抄本补
② 日三服：原本残，据抄本补。

卷之四

四时不同①

序例　阴阳大论：春气温和，夏气暑热，秋气清凉，冬气冷冽，此则四时之气之序也。冬时严寒②，万类深藏，君子固密则不伤于寒，触冒之者乃名伤寒耳，其伤于四时之气皆能为病，以伤寒为毒者，以其最成杀厉之气也。

徐　风寒暑湿燥火为六气，暑湿燥火皆外内杂合而成病，唯风寒则自皮毛而入，专从外来。尤以寒统之者，盖冬寒之时天阳全在里，夏热之时天阳全在表，春秋之时天阳在半表里。阳在表则邪不能自外入，故感暑者里证居多，即有寒顷刻自消，客邪不能敌天阳故也。春秋虽在半里表而春近于冬，故伤寒间有之。秋近于夏故无伤寒而多疟。若冬则里实表虚，故有正伤寒中亦有感风者。然在冬时风必挟寒，故伤寒中虽亦有风，而病名则概之以寒也，谓其从外入内，莫有专于此者。

丹　仲景论伤寒而未及乎中寒，先哲治冒大寒昏中者用附子理中汤，其议药则得之矣。曰伤，曰中，未有议其异同者。夫伤寒有即病，有不即病。因其旧有郁热，风寒

---

① 四时不同：该条原本佚失，据抄本补。
② 严寒：原脱，据《脉经》补。

外束，肌腠自密，郁发为热，病邪循经而入，以渐而深，初用麻黄桂枝辈微表而安，以病体不甚虚也。若中寒则仓卒感受，即病即发而暴，因其腠理疏阔，一身受邪，难分经络，无热可发，温补自解。此气大虚，不急治则死矣。伤暑、伤湿，亦如伤寒之渐入也。中风、中暑、中湿，亦如中寒之暴受也。

王　仲景曰：太阳病，发热而渴，不恶寒者为温病。是则不渴而恶寒者，非温热病矣。然或有新中风寒，亦见恶风、恶寒之证者。盖病人表气本虚，热达于表，又重伤表气，故不禁风寒，非伤风恶风、伤寒恶寒也。但卫虚则恶风，荣虚则恶寒耳。且温病、热病亦有先见表病而后传里者，盖怫热自内达外，热郁腠理不得外泄，遂复还里，而成可攻之证，非如伤寒从表而始也。或者不悟此理，乃于春夏温病、热病而求浮紧之脉，不亦疏乎？殊不知紧为寒脉，有寒邪则见之，无则否也。其温病、热病或见紧脉者，乃重感不正之暴寒与内伤过度之冷食也。岂其本然哉？又或者不识脉形，但见弦便呼为紧，断为寒而妄治，盖脉之盛而有力者，每每兼弦，岂可错认为紧？夫温热病之脉，多在肌肉之分而不甚浮，且右手反盛于左手者，诚由怫热在内故也。其或左手盛或浮者，必有重感之风寒。否则非温病、热病，自是暴感风寒之病耳。凡温病、热病若无重感表证，虽间见而里病为多，故少有不渴者，斯时也，法当治里热为主而解表兼之，亦有治里而表自解者。

传　变

序例　凡伤于寒则为病热，热虽甚不死。若两感于寒而病者必死。尺寸俱浮者太阳受病也，当一二日发，以其脉上连风府，故头项痛腰脊强。尺寸俱长者，阳明受病也，当二三日发，以其脉侠鼻络於目，故身热目疼鼻干不得卧。尺寸俱弦者，少阳受病也，当三四日发，以其脉循胁络于耳，故胸胁痛而耳聋，此三经皆受病未入于腑者，可汗而已。腑，《素问》本脏字，理胜，若阳明者非腑而何。尺寸俱沉细者，太阴受病也，当五六日发，以其脉布胃中络于嗌，故腹满而嗌干。尺寸俱沉者，少阴受病也，当五六日发，以其脉贯肾络于肺、系舌本，故口燥舌干而渴。尺寸俱微缓者，厥阴受病也，当六七日发，以其脉循阴器络于肝，故烦满而囊缩。此三经皆受病已入于腑，可下而已。

其不两感于寒者，至七日太阳病衰，头痛少愈也；八日阳明病衰，身热少歇也；九日少阳病衰，耳聋微闻也；十日太阴病衰，腹减如故则思饮食；十一日少阴病衰，渴止舌干已而嚏也；十二日厥阴病衰，囊纵少腹微下，大气皆去，病人精神爽慧也；若过十三日已上不间，尺寸陷者大危。

戴　伤寒先犯太阳以次而传，此特言其概耳。然其中变证为不一，有发于阳即少阴受之者；有夹食伤寒，食动脾，脾太阴之经一得病即腹满痛者；亦有不循经而入，如初得病径犯阳明之类，不皆始于太阳也；亦有首尾止在一经，不传他经；亦有止传一二经而止者，不必尽传诸经也。至如病之踰越，不可泥于次序，当随证施治，所以伤寒得外证为多。

海　太阳者，巨阳也，为诸阳之首，膀胱经病，若渴者自入于本也，名曰传本。太阳传阳明胃土者，名曰循经传，为发汗不尽，利小便，余邪不尽透，入于里也。太阳传少阳胆木者名曰越经传也，为元①受病，脉浮无汗②宜用麻黄汤而不用故也。太阳传太阴土者名曰误下传，为元受病，脉缓有汗，当用桂枝而反下之所致也，当病腹痛四肢沉重。太阳传少阴肾水名曰表传里，为病急当下而反不攻不发，所以传里也。太阳传厥阴肝木者，为三③阴不至于首，惟厥阴与督脉上行太阳相接，名循经得度传。

吴　华佗云：伤寒一日在皮，二日在肤，三日在肌，四日在胸，五日在腹，六日入胃乃传里也。其治例曰：在皮肤者汗之，在肌肉者和之，在胸者吐之，在腹入里者下之也，伤寒赋曰：一二日可发表而散，三四日可和解而散，五六日便实方可议下，此皆太④约之言，言常而不言变也。盖寒之伤人初无定规，或中于阴，或中于阳也，经言：一二日发热脉沉者，少阴病也，又一二日口中和，背

---

①　元：初始，开始。《尔雅·释诂》："元，始也。"下同。

②　无汗：原作"自汗"，据《此事难知》改。

③　三：原无，据《此事难知》补。

④　太：大。《广雅·释诂》："太，亦大也。"

恶寒者，少阴病也，此皆直中阴经之寒非常而为变也。《活人书》曰，寒邪首尾只在一经而不传者有之，有间传一二经者，有传过一经而不再传者，亦有足经冤热①而传入手经者，有误服药而致传变者多矣。

发明　伤寒受病之由皆出《热论》一篇而已，乃独传足而不传手，何也？盖伤寒病冬日得之，足太阳膀胱为首，次至足厥阴肝经为尾，此病惟伤北方及东方与戊土，上有足阳明胃湿之专位，兼丑上有足太阴脾土之专位，盖足之六经皆在东北之方。仲景云：无奇经则无伤寒，缘奇经皆附足六经不附手经，是以寒邪只伤足经也。长夏为大热病者，夏火既旺，火之方与秋之分皆手经居之，水方与春之分皆足经，不足及夏火旺客邪助于手经，则不足者愈不足矣，故所用之药皆泻有余而非足经药，何者？泻有余则不足者补矣，此伤寒先言足经而不言手经也，大意如此，至于传手经者亦有之矣。传手经详见郁冒

汗下大法

序例　凡伤寒之病多从风寒得之，始表中风寒，入里则不消矣。未有温覆而当不消散者不在症治，拟欲攻之，犹尚先解表乃可下之。若表已解而内不消，非大满犹生寒热则病不除。若表已解而内不消，大满大实，坚有燥屎，

卷之四

一〇五

---

①　冤热：郁热。《广雅·释诂》"冤，曲也。"

自可除下之，虽四五日不能为满也。若不宜下而便攻之，内虚热入，协热遂利，烦躁诸变不可胜数，轻者危笃，重者必死矣。

洁　伤寒之法先言表里，及有缓急，三阳表当急里当缓，三阴表当缓里当急。又曰脉浮当汗，脉沉当下，脉浮汗急而下缓，谓三阳表也；脉沉下急而汗缓，谓三阴里也。麻黄汤谓之急，麻黄附子细辛汤谓之缓，《内经》云：有渍形以为汗，谓汗之缓，里之表也，又云：在皮者汗而发之，谓汗之急，表之表也。急汗者太阳，缓汗者少阴，是脏腑之输应也。假令麻黄附子细辛汤①是少阴证始得发热，脉沉里和，无汗，故渍形为汗，今麻黄汤是太阳证，头项痛，腰脊强，脉浮无汗，里和是也，在皮者汗而发之可也，经曰：治主以缓，治客以急，此之谓也。

云　太阳证，非头痛项强不可发汗，非身热恶寒不可发汗，非脉浮不可发汗。

活　其脉微弱或尺脉迟者不可表，其人当汗而衄血者不可表，坏病者不可表，妇人经水适来者不可表，风温者不可表，湿温者不可表，虚烦者不可表，病人腹间左右上下有筑触动气者不可表。

云　非阳明之本病不可下，阳明本病，胃家实故也。非痞满燥实不可下，非潮热发渴不可下，非骂詈亲疏不可

----

①　麻黄附子细辛汤：原作"附子麻黄细辛汤"，误倒，据本书及《伤寒论》乙正。

下，非脉沉数不可下，非弃衣而走，登高而歌，如见鬼状不可下。

活　脉浮者不可下，脉虚者不可下，恶寒者不可下，呕吐者不可下，不转矢气者不可下，小便清者不可下，大便坚、小便数者，不可用承气汤攻之，乃脾约丸证也大便硬、小便少者，未可攻，阳明病自汗出，若发汗小便自利者，不可下。宜用蜜煎、猪胆导之。

吴　凡有恶风恶寒者，凡腹满时减时满者，凡腹胀满可揉可按虚软者，凡阴虚劳倦，凡手足逆冷尺脉弱者，凡脉在表俱不可下。凡脉沉不实不疾按之无力者，凡亡血虚家及妇人经水适来、适断或热入血室，与夫胎前产后崩漏等证，及小便频数小便清而大便秘者，俱不可下。

戴　阳明下证已俱，其人喘嗽或微恶寒为太阳阳明，或往来寒热为少阳阳明，与阳明证中而有太阳少阳证未罢，此非正阳明也，慎未可遽下。

吐　　法

吴　凡病在膈上者，脉大胸满多痰者，食在胃口脉滑者，俱宜吐之。华佗谓：伤寒三四日，邪在胸中者宜吐之。凡老人怯弱与病劳内伤、虚人并妇人胎前产后、血虚脉弱小者，皆不可吐。四肢厥逆、虚家、新产、脉微皆不可吐。

愈　　解

序例　凡得病，厥脉动数，服汤药更迟，脉浮大减小，初躁后静，此皆愈证也。问曰：脉病欲知愈未愈者，何以别之？答曰：寸口、关上、尺中三处大小浮沉迟数同等，虽有寒热不解者，此脉为阴阳和平，虽剧当愈。问曰：病欲知何时得，何时愈？答曰：假令日中得病夜半愈，以阳得阴则解也；夜半得病日中愈者，以阴得阳则解也。今病家人请云病人苦发热身体疼，病人自卧，师到诊其脉沉而迟者，知其瘥也，何以知之？表有病者脉当浮大，今反沉迟，故知愈也。假令病人云腹内卒痛，病人自坐，师到脉之浮而大者，知其瘥也。何以知之？若里有病者，脉当沉而细，今脉浮大故知愈也。问曰：伤寒三日脉浮数而微，病人身温和者，何也？答曰：此为欲解也。以夜半脉浮而解者，濈然汗出也，脉浮而解者，必能食也，脉不浮而解者，必大汗出也。问曰：病有战而汗出，因得解者何也？答曰：脉浮而紧按之反芤，此为本虚，故当战而汗出也。其人本虚，是以发战，以脉浮故当汗出而解也。若脉浮而数按之不芤，此人本不虚，若欲自解但出汗耳，不发战也。问曰：病有不战而汗出解者何也？答曰：脉大而浮数，故知不战汗出而解也。问曰：病有不战不汗出而解者何也？答曰其脉自微，此以曾经发汗，若吐、若下、若亡血，以内无津液，待阴阳自和必自愈，故不战不汗出而解也。

海　有战而后解者，太阳也；不战有汗而解者，阳明也；不战无汗而解者，少阳也。

阴　阳

戴　凡治伤寒须辨阴阳二候不可误也。阳经有三，太阳、阳明、少阳是也，阴经有三，太阴、少阴、厥阴是也。经之阴阳以脏腑言，腑为阳，膀胱、胃、胆是也，脏为阴，脾、肾、肝是也。病之阴阳乃是外邪之阴阳，阴气、阳气是也。病在太阳，则热在皮肤之分翕翕然、怫怫然而热，便有头疼恶寒体痛，其脉必浮而紧。病在阳明，则热在肌肉之分，或壮热、或熇熇而热、或蒸蒸而热，便有头额痛、或潮热自汗，其脉必长而数。病在少阳，则必半表半里之热，或往来寒热，便有头角痛、口苦、呕而胸满、胁痛，其脉必弦而数。病在太阴，则手足渐冷，脉息渐沉，或自利、腹满、呕吐不渴。病在少阴，虽然发热，手足自冷，脉必沉细。病在厥阴，则手足厥冷，脉微而缓，甚则唇青舌卷囊缩。

阳证面红光彩、唇红、口干舌燥能饮水浆，其人身轻易以转动，常欲开眼，见人目睛了了，喜语言其声响亮，口鼻之气呼吸出入能往而能来，小便或赤或黄，大便或闭或硬，手足自温暖，爪甲俱红活。

阴证面青黑，或有虚阳泛上，虽亦赤色而不红活光彩，其人身重难以转侧，或喜向壁卧，或蜷卧欲寐，或闭目不欲见人，目睛不了了，懒言语，语无声，气难布息，鼻中呼不出吸不入，往来口与鼻中气冷，不欲饮水，面上恶寒有如刀刮，唇口或青或紫，舌色或青或紫，或白苔铺满而滑，不见红色，手足自冷，爪甲或青或紫，血自不红活，小便清白或有淡黄，大便不实或泻，虽肌表有热，以手按之则不甚热，阴盛者则冷透手也。

阴阳二气皆能犯脏腑，故阳气犯太阳则为伤风，恶风而有汗；阴气犯太阳则为伤寒，恶寒而无汗。在太阳未得解，转入阳明、少阳二经，则纯乎阳，不如太阳之易治。若阳气未能罢，以次传入阴经则为阴中之阳，盖缘阳经之阳气来入阴经，虽有自利欲寝，唇青、手足厥冷、舌卷囊缩等证亦不得妄投热药，宜泻其阳之在阴经也。

若阳病下之太过，阳气已脱，遂变为阴，所谓害热未已寒病复起，或初得病便是阴证，此是阴中之阴，盖缘阴气攻阴经，阴自得传，非自诸阳经传来，只当以温药回其阳。故阳入阴者变阳以救阴，阴入阳者用阳以救阳，二者不可不辨。

吴　阴证似阳者乃水极似火也，盖伤寒传变误服凉剂，攻热太速，其人素本肾气虚寒遂变阴证，冷甚于内，逼其浮阳之火发于外，其人面赤、烦躁、身有微热、渴欲饮水复不能饮、大便秘结不通、小便淡黄，或呕逆，或气促，或郑言，或咽喉痛，所以状似阳证。或见面赤烦渴大便秘结作阳证，妄投寒凉之药，下咽遂毙，可不谨哉。切其脉沉细迟微者，急以通脉四逆汤倍加人参、附子以接其真阳之气，此与阴盛隔阳例同。王太仆所谓身热脉数，按之不鼓击者，此名阴盛隔阳，非热也。

阳证似阴乃火极似水也，盖伤寒热甚失于汗下，阳气亢极郁伏于内，反见胜已之化于外，故身寒、逆冷、神气昏昏，状若阴证也。大抵唇焦舌燥能饮水、大便秘硬、小便赤涩，设有稀粪水利出者，此内有燥屎结聚，乃傍流之物，非冷利也。再审有屎气极臭者是也，其脉虽沉，切之必滑有力，或时躁热不欲衣被，或扬手掷足，或谵语有力，此阳证也。轻者人参白虎汤，或小柴胡合解毒①主之。内实者须下之，以调胃承气。或有潮热者，以大柴胡加芒硝。若大实大满秘而不通者，以大承气汤下之。此与阳盛拒阴亦同，王太仆谓病人身寒厥冷，其脉滑数，按之鼓击于指下者，此名阳盛拒阴，非寒也。

序例 阳盛阴虚汗之则死，下之则愈。阳虚阴盛汗之则愈，下之则死。又，桂枝下咽阳盛则毙，承气入胃阴盛以亡。

王 《难经》云：伤寒阳虚阴盛，汗出而愈，下之即死。阳盛阴虚，汗出而死，下之则愈。夫邪之伤于人也，有浅深焉，浅则居表，深则入里，居表则腠理闭，发怫热，见恶寒、恶风、头痛等证。于斯时也，惟辛温解散而可愈，入里则为燥屎，作潮热、形狂、言谵语、大渴等证。于斯时也，惟咸寒攻下而可平。夫寒邪外客，非阴盛

① 解毒：即解毒汤。

而阳虚乎，热邪内炽，非阳盛而阴虚乎，汗下一差，生死反掌。《外台秘要》曰：此阴阳指身之表里言，病者为虚，不病者为盛，表病里和是阳虚阴盛也，表和里病是阳盛阴虚也。窃意阴阳之在人，均则宁，偏则病。无过不及之谓均，过与不及之谓偏，盛则过矣，虚则不及矣，其可以盛为和乎，故《内经》云：邪气盛则实，精气夺则虚。或曰：仲景《伤寒论》引此而继以桂枝下咽，阳盛则毙，承气入胃，阴盛以亡之说，夫桂枝表药，承气里药，反则为害，是固然矣。然麻黄汤亦表药也，其不言之何欤？且子以阴盛为寒邪，寒邪固宜用麻黄也，今反举桂枝又何欤？予曰：何不味仲景之言乎。其曰，凡伤寒之病多从风寒得之，又曰脉浮而紧，浮则为风，紧则为寒，又桂枝汤条而曰啬啬恶寒、淅淅恶风，麻黄汤条而曰恶风，夫风寒分言则风阳而寒阴，风苟行於天地严凝凛冽之时，其得谓之阳乎，是则风寒常相因耳。故桂枝、麻黄皆温剂也，以温剂为治，足以见风寒之俱为阴邪矣。但伤卫则桂枝，伤荣则麻黄，荣卫虽殊，其为表则一耳。论言但以戒汗下之误为主，不为荣卫设也，举桂枝则麻黄在其中矣。所谓阳盛即毙者，言表证已罢而里证既全，可攻而不可汗。所谓阴盛以亡者，言里证未形而表证独具，可汗而不可攻。由此观之，则越人、仲景之本旨庶乎畅然于其中矣。

表　里

海　治伤寒须分表里，且如均是发热，身热、不渴为表有热，小柴胡加桂枝主之。厥而脉滑为里有热，白虎加人参主之。均是水气，干呕、微利、发热而咳为表有水，小青龙加芫花主之。体凉表证罢、咳而胁下痛为里有水，十枣汤主之。均是恶寒，有热而恶寒者，发于阳也，麻黄、桂枝、小柴胡主之。无热而恶寒者，发于阴也，附子、四逆主之。均是身体痛，脉浮、发热、头痛、身体痛者为表未解，麻黄汤主之；脉沉、自利、身体痛者为里不和，四逆汤主之。以此观之仲景表里之法甚详也。

成　邪之客于表者，为寒邪与阳相争则为寒矣；邪之入于里者，为热邪与阴相争则热矣；邪在半表半里，外与阳争而为寒，内与阴争而为热，是以往来寒热。邪居表多则多寒，邪居里多则多热，邪半在表半在里，则寒热亦半矣。邪在表者，必渍形以为汗，邪在里者，必荡涤以取利，其余不外不内、半表半里又非发汗之所宜，亦非吐下之所对①，是当和解则可。

标　本

陶　病之有标本，犹草之有根苗。夫六气为本，三阴三阳经为标；病气为本，脏腑经络受病为标；先受病为本，次受病为标。如尺寸俱浮者，太阳受病也，其经膀胱寒水为本，其脉循脊上连风府，故头痛脊强。小肠为标，

---

①　对：原作"利"，据《伤寒明理论》改。

主发热。脉浮紧有力为伤寒，浮缓无力为伤风，表虚自汗为风伤卫，表实无汗为寒伤荣。尺寸俱长者，阳明受病也，其经大肠为标，燥金为本。大肠与肺为表里，本脉络鼻循目，故目痛鼻干、不眠、微恶寒、身热。标病潮热、自汗、谵语、发渴、便实、不恶寒。脉微洪为经病，沉数为腑病。尺寸俱弦者，少阳受病也，其经三焦相火，本也，游行乎一身，故微热。足胆，标也，其脉循胁络耳，故聋、胁痛为本病，呕而舌干、口苦为标病，缘胆无出入之路，不从标本，故从中治。尺寸俱沉者，太阴受病也，其经标本，肺与脾也。肺标，脉循咽。脾本湿土。初起腹满咽干为本病，已后身热目黄为标病，如腹满、咽干、发黄为腑热，脉沉而有力当下，自利不渴或呕吐为脏寒，脉沉而无力当温。尺寸俱微沉者，少阴受病也。其经标肾本心，初起舌干口燥者本病，已后谵语大便实者为标病。大要口燥、舌干渴而谵语、大便实者，知其热；呕吐泻利不渴或恶寒腹痛者，别其寒。脉沉实有力当下，沉迟无力当温。尺寸俱微缓，厥阴受病也。其经肝，风木为本，下循阴器；标心包络，上系舌本。先起消渴烦满者本病，已后舌卷囊缩者标病。若烦满囊缩消渴者属热，口吐涎沫不渴厥冷者属寒，脉沉实当下，沉迟当温，浮缓自愈。

类　证

《难经》曰：伤寒有几，其脉有变否？然。伤寒有五，有中风，有伤寒，有湿温，有热病，有温病，其苦各不同。中风之脉，阳浮而滑，阴濡而弱；湿温之脉，阳濡而弱，阴小而急；伤寒之脉，阴阳俱盛而紧涩；热病之脉，阴阳俱浮，浮之而滑，沉之散涩；温病之脉，行在诸经，不知何经之动也，各随其经所在而取之。按，有变谓有辨也，阴阳指尺寸而言。温病乃疫疠之气，非风温也，故曰：散行诸经，不知何经之动也。叔和因有变之文乃发变为温疟、风温、温毒、瘟疫之说，后世宗之而不察，悲夫。

经曰：病有发热而恶寒者，发于阳也，无热而恶寒者，发于阴也。谓如伤寒或已发热或未发热，必恶寒、体痛、呕逆、脉阴阳俱紧者，继之以发热，此则发于阳也。其初未发热与无热而恶寒发于阴者相似，有不同者，头痛项强，阴证无头疼故也。若恶寒而蜷，脉沉细而紧者，此发于阴也。在阳者可发汗，在阴者宜温里。如少阴脉沉，始得之反发热似乎太阳，乃有不同者，其热不翕翕然，证无头疼。少阴腹痛下利与太阴相似，有不同者，太阴不渴，少阴则渴，手足有温厥之殊。温病与痓病皆与太阳相似，有不同者，痓脉沉细，温病不恶风寒而渴。

伤寒与中暍相似，其不同者，伤风不渴，中暍即渴。伤寒与冬温相似，其不同者，伤寒脉浮紧，冬温脉不浮。时行传染与伤寒相似，其不同者，时行传染脉不浮，伤寒脉浮。太阳中湿与太阳伤寒相似，有不同者，湿脉细而沉也。答曰：脉虽相似而痓则不同，痓则身不疼而湿则身疼也。

暑脉虚细，又曰微弱，又曰弦细芤迟，诸如此者与痉脉、湿脉颇相似，虽然脉似而证不同，暑则自汗而渴，湿则不渴身疼，痉则身不疼也。太阳中风见寒脉用大青龙，其证与太阳伤寒相似，有不同者，中风见寒脉有烦躁也，麻黄证则无烦躁。太阳伤寒见风脉用大青龙，其证与中寒湿相似，有不同者，其脉浮缓，寒湿则脉沉细微。经云无少阴里证者，盖太阳与少阴为表里，今脉证俱属太阳表经，故云无少阴里证也。小青龙证与小柴胡证相似，有不同者，小青龙无往来寒热、胸胁满、硬痛之证，但有干呕发热而咳，此则为表不解水停心下也，虽有证与小柴胡相似，终无半表半里之证为异耳。

察　色

凡看伤寒必先察其色，《内经》曰：声合五音，色合五行，声色符同，然后可以知五脏之病也。然肝色青，其声呼；肺色白，其声哭；心色赤，其声笑；脾色黄，其声歌；肾色黑，其声呻也。且夫四时之色相生则吉，而相克则凶，如青赤见於于春，赤黄见于夏，黄白见于长夏，白黑见于秋，黑青见于冬，此乃相生之色也。若肝病之色青而白，心病之色赤而黑，脾病之色黄而青，肺病之色白而赤，肾病之色黑而黄，此皆五行之相克，为难治矣。且以五脏之色见于面者，肝热则左颊先赤，肺热则右颊先赤，心热则颜色先赤，脾热则鼻先赤，肾热则颐先赤也。至于面黑者为阴寒，面青为风寒，青而黑主风、主寒、主痛，黄而白为湿、为热、为气不调，青而白为风、为气滞、为寒、为痛也。大抵黑气见于面多凶，为病最重。若黑气暗中明，准头①、年寿②亮而滋润者生，黑而枯夭者死也。

察　目

凡目睛明，能识见者可治。睛昏不识人，或反目上视，或瞪目直视，或目睛正圆，或戴眼反折，或眼胞陷下者，皆不治也。凡开目而欲见人者，阳证也，闭目而不欲见人者，阴证也，凡目中不了了，睛不和，热甚于内也。凡目疼痛者属阳明之热，目赤者亦热甚也，目瞑者必将衄血也，白睛黄者将发身黄也。凡病欲愈，目眦黄，鼻准明，山根亮也。

察　鼻

鼻头色青者腹中痛，苦冷者死。微黑者水气，黄色者小便难，白色者为气虚，赤色者为肺热，鲜明者有留饮也。鼻孔干燥者，属阳明之热，必将衄血也。鼻孔干燥黑如烟煤，阳毒③热深也。鼻孔冷滑而黑者，阴毒冷极也。

---

① 准头：鼻尖
② 年寿：鼻梁。
③ 阳毒：原本残，据《证治准绳》补。

鼻息鼾睡者，风温也；鼻塞浊涕者，风热也。鼻孔扇张者为肺风，肺绝而不治也。

察　口　唇

凡口唇焦干为脾热，焦而红者吉，焦而黑者凶。唇口俱赤肿者，热甚也。唇口俱青黑者，冷极也。口苦者，胆热也。口中甜者，脾热也。口燥咽干者，肾热也。舌干口燥而欲饮水者，阳明之热也。口噤难言者，痉风也。凡上唇有疮为狐虫食其脏，下唇有疮为惑虫食其肛。若唇青舌卷、唇吻反青、环口黧黑、口张气直、口如鱼口、口唇颤摇不止、气出不返皆不治也。

察　耳

凡耳轮红润者生，或黄、或白、或黑、或青而枯燥者死。薄而白、薄而黑皆为肾败。凡耳聋、耳中疼，皆属少阳之热而为可治。若耳聋、舌卷唇青此属厥阴，为难治也。

察　舌

凡舌鲜红者吉，青为冷，青而紫者为阴为寒也，赤而紫①者为阳为热也。黑者亢极为难治。凡②舌上苔白而滑

---

① 紫：原作"紧"，据文义改。
② 凡：原作"几"，据文义改。

者，表有寒也，又曰丹田有热而胸中有寒也。苔黄而燥渴者，热甚也。苔黑而燥渴者，热甚而亢极也。若不燥渴舌上黑苔而滑者，为阴为寒也，舌卷而焦黑而燥者，阳毒热极也。舌青而苔滑者，阴毒冷极也。凡舌肿胀、舌上燥裂、舌生芒刺皆热甚也。凡舌硬、舌强、舌短缩、神气昏乱、语言不清者死也。又阴阳易病吐舌数寸者，死也。舌乃心之窍，属火而色红者吉，惟黑者乃水克火故难治也。

察　身

凡病人身轻自能转侧者易治，若身体沉重不能转侧者则难治也。盖阴证则身重必足冷而蜷卧，恶寒常好向壁卧，闭目不欲向明，懒见人也。又阴毒身如被杖之疼，重如山而不能转侧也。又中湿、风湿皆主身重，疼痛不可转侧，要当辨之。大抵阳证，身轻而手足和暖，开目而欲见人为可治。若头重视身①，此天柱骨②倒而元气败也。凡伤寒传变循衣摸床、两手撮空，此神去而魂乱也。凡病人皮肤润泽者生，而枯燥者死，经曰：脉浮而洪，身汗如油，喘而不休，形体不仁，乍静乍乱，此为命绝也。

---

①　头重视身：谓头重不举，自视其身。
②　天柱骨：脊椎骨。

卷之五

发　热

发热者，无休止时也。寒热者，寒已而热，热已而寒，相继而发也。潮热者，有时热有时止，如潮汛之不失其期也。若发热不恶寒而渴者，为温病。发汗已，身体灼热者，为风温。若发热，手或微厥，下利清谷，此为阴证也。失下，血气不通，四肢逆冷，却发热，此热深厥亦深也。头痛、发热、恶寒、身不疼痛，此伤食证也。不恶寒、身不痛，知非伤寒。头不疼、脉不紧，知非里实，但烦热者，虚烦也。中风即发热者，风伤卫也。伤寒不即发热者，寒伤荣也。凡翕翕发热而有恶风、恶寒、头痛、脉浮者，表热也，此由风寒客于皮肤，阳气怫郁所致，宜汗之。若小便黄，非在外，凡蒸蒸发热而兼有谵语、大便闭、小便赤、腹满、恶热、脉滑实者里热也，此由阳气陷入阴中所致，宜下之。若小便清，非在内也，其在少阴、厥阴发热者谓之反发热，惟太阴无发热之候，若脉阴阳俱盛热不止者死。下利热、汗后复发热、脉躁疾不为汗衰，狂言不能食，阴阳不交者，死。

洁　有汗不得服麻黄，无汗不得服桂枝。然春夏汗孔疏，虽有汗不当服桂枝，宜用黄芪汤和解之，秋冬汗孔闭，虽无汗不当服麻黄，宜用川芎汤和解之。春夏有汗、脉微而弱、恶风恶寒者，乃太阳证秋冬之脉也，宜用黄芪汤，无汗亦用川芎汤。秋冬有汗、脉盛而浮、发热恶热者，乃阳明证春夏之脉也，宜用黄芪汤，无汗亦用川芎汤。

黄芪汤

白术　黄芪　防风等分

上㕮咀，每服五七钱，至一两，水煎温服。汗多恶风甚者，加桂枝。

川芎汤

川芎　苍术　羌活等分

上㕮咀，每服五七钱至一两，水煎热服。无汗恶风甚者，加麻黄。

九味羌活汤　有汗不得服麻黄，无汗不得服桂枝，若未瘥则其变不可胜言，故立此法使不犯三阳禁忌。

羌活一两半，治太阳肢骨痛者主①之药，然非无为之主，乃拨乱反正之君，大无不通，小无不入，关节痛者非此不除　防风一两半，治一身尽痛，乃卒伍卑贱之下职，听君命将令而行，随所使所引而至　苍术一两半，雄壮上行之药，能除湿，下安太阴，使邪气不内传太阴脾　细辛半两，治足少阴肾苦头痛　川芎一两，治厥阴头痛在脑　白芷一两，治阳明头痛在额　生地一两，治少阴心热在内

---

① 主：《此事难知·卷上》作"君主"字。

黄芩一两，治太阴肺热在胸　甘草一两，能缓里急，调和诸药，有
国老之称

已上九味，虽为一方，然亦不可执，当视其经络前后
左右之不同，从其大小多少轻重之不一增损用之，其效如
神。㕮咀，水煎服，若急欲汗者，须热服以热汤助之，若
缓欲汗者，温服不用汤助也。此汤不独解利，治杂病亦
神，中风行经者加附子，中风秘涩①者加大黄，中风并三
气合而成痹等证各随十二经上下、内外、寒热温凉、四时
六气加减补泻用之，炼蜜作丸亦可。加生地黄各半②，治
两感伤寒如神，用豆淋酒煎，治破伤风。

陶　不问四时，但有头疼、骨节痛、发热、恶寒、无
汗脉浮紧者，宜用此汤以代麻黄为稳当。如头疼、发热、
恶风、自汗、脉浮缓者，宜用加减冲和汤，即此方减苍
术、细辛，加白术、黄芪是也。

海

神术汤　治内伤冷饮外感寒邪无汗者

苍术制　防风各二两　甘草一两炒

上㕮咀，加葱白、生姜同煎服，如太阳证，发热恶寒脉
浮而紧者，加羌活一钱。如太阳证，脉浮紧中带弦数者，是
兼少阳也，加柴胡二钱。如太阳证，脉浮紧中带洪者，是阳

---

①　秘（bì闭）涩：即大便不通。
②　加生地黄各半：《此事难知》无此句。《伤寒证治准绳》所引亦作
"加生地黄各半"，待考。

明也，加黄芩二钱。妇人服者，加当归，或加木香，或加藁本各二钱。如治吹奶，煎调六一散三五钱神效。

白术汤　治内伤冷物，外感风寒有汗者，上解三阳，下安太阴。

白术三两　防风二两　甘草一两，炙

上㕮咀，每服五钱，水一盏，姜三片，煎至七分，温服，一日止一二服，待二三日渐渐汗少为度。

解表杂方

和解散《和剂》①　治四时伤寒，头痛、烦躁、自汗、咳嗽、自利。即平胃加藁本。

陈皮洗　厚朴姜汁炙，各四两　藁本　桔梗　甘草各半斤　苍术一斤

上为粗末，每服三钱，水一盏半，姜三片、枣二个，煎七分，热服。

十味芎苏散《澹寮》②　亦名芎芷香苏散。　治四时伤寒，发热头痛。

川芎七钱　紫苏叶　干葛　柴胡　茯苓各半两　半夏六钱　陈皮三钱半　枳壳炒，三钱　桔梗二钱半　甘草二钱

上㕮咀，每服三钱，水一盏，姜三片、枣一枚，煎七分，温服。

① 和剂：即《太平惠民和剂局方》，宋太平惠民和剂局编。
② 澹寮：即《澹寮集验秘方》，元·释继洪撰。

养胃汤《和剂》 治外感风寒、内伤生冷、憎寒壮热、头目昏疼。不问风寒二证，夹食停痰，俱能治之，但感风邪，以微汗为好。

半夏洗 厚朴姜汁炒 苍术米泔浸一宿，洗，切，炒，各一两 橘红七钱半 藿香叶洗去土 草果去皮膜 茯苓 人参各半两 甘草炙，七钱

上咬咀，每服四钱，水一盏半，姜七片、乌梅一个，煎六分，热服。兼治饮食伤脾发为痎疟，寒多者加附子，名不换金散。

五积散《和剂》 治阴经伤寒，脾胃不和及感寒邪。

白芷 川芎 甘草炙 茯苓 当归 肉桂 芍药 半夏洗，各三两 陈皮去白 枳壳麸炒 麻黄去节根，各六两 干姜爁① 厚朴去粗皮，姜制，各四两 苍术米泔浸，去皮 桔梗十二两

上除肉桂、枳壳二味别为粗末，将一十三味慢火炒，令色转摊冷，次入桂、枳令匀，每服三钱，水一盏半，姜三片，葱白三段，煎一钟，热服。胃寒用煨姜；夹气加茱萸；调经催生入艾、醋服；若脾胃不和，内伤冷物，浑身疼痛，头昏无力，胸膈不利，饮食不下，气脉不和，四肢觉冷或睡里虚惊，至晚心躁困倦，即入盐少许同煎；若阴经伤寒，手足逆冷及虚汗不止，脉细疾，面青而呕，更宜

---

① 爁（làn，烂）：中药炮炙法之一。即用火直接烧制，见明·缪希雍《先醒斋医学广笔记》。

加附子同煎，加减多少，并在临时消息之。

人参败毒散《和剂》　治伤寒头痛，壮热恶寒及风痰咳嗽，鼻塞声重，风湿身肿，体痛恶风，疫疠四时通用，伤风有汗。夏至后用。

羌活　独活　前胡　柴胡　芎藭　枳壳　茯苓　桔梗人参各一两　甘草半两

上为末，每服三钱，水一盏，生姜三片，薄荷少许，同煎至七分，去滓温服。

参苏饮《元戎》　治内外感一切发热主药，大治中焦痞满，小儿室女尤宜服之。

木香半两　紫苏叶　干葛　半夏　姜汁炒　前胡　人参　茯苓各七钱半　枳壳麸炒　桔梗　甘草炙　陈皮去白，各半两

上㕮咀，每服四钱，水一盏半，生姜七片、枣一枚煎，稍热服。

一法用此药三两加四物汤二两和合，名茯苓补心汤。大治男子妇人虚劳发热，或五心烦热，并衄血、吐血、便血，及妇人下血过多致虚热者，并宜服之。或因用心太过发虚热者，及往来寒热者，用之神效。

加味香苏散《拔粹》　香附子三两　紫苏梗二两　陈皮一两　甘草半两

上锉散，每服四钱，水一盏半，煎一盏，生姜三片、连根葱白二茎同煎，热服。头痛加川芎、白芷；头痛如斧

劈，加石膏、连须葱头；偏正头风加细辛、石膏、薄荷；太阳穴痛加荆芥穗、石膏；伤风自汗加桂枝；伤风无汗加麻黄、干姜；伤风恶寒加苍术；伤风咳嗽不止加半夏、杏仁；伤风胸膈痞塞加制枳壳；伤风发热不退加柴胡、黄芩；伤风鼻塞声重、咽膈不和，加苦梗、旋覆花；伤风痰涎壅盛加白附子、天南星；伤风鼻内出血，加茅花；伤风气促不安加大腹皮、桑白皮；伤风鼻塞不通、头昏，加羌活、荆芥；伤风不散、吐血不时，加生地黄；伤风不解耳内出脓疼痛，加羌活、荆芥；伤风不解，咽喉肿痛，加苦梗；伤风中脘①寒不思饮食，加去白青皮、枳壳；伤风呕吐、恶心不止，加丁香、半夏；伤风头晕眼花、颠倒支持不住，加熟附子；伤风时作寒栗加桂枝；伤风痰壅、呕恶不止，加白附子、旋覆花、半夏；伤风后，时时作虚热不退，加人参；伤风饮食不能消化，加缩砂仁、青皮；伤风一向不解，作潮热，白日至日中不退，日日如是，加地骨皮、柴胡、人参、菴䕡（或作庵萵）；初感风，头痛作热，鼻塞声重，加羌活、川芎；感风腰痛不能伸屈，加官桂、桃仁；感风浑身痛不止，加赤芍药、紫金皮②；感风颈项强急，不能转头，加羌活、官桂；腹肚疼痛加木香；腹肚疼刺不可忍，加姜黄、茱萸七粒；小腹疼痛无时不可忍，加木香、姜、枣；妇人忽然大便痛肿不能下地，加木香、

---

① 脘：原作"胱"，据《伤寒证治准绳》改。
② 紫金皮：即紫荆皮。

木瓜、茱萸；妇人被气所苦，胸膈痞痛、胁肋刺痛、小便急疼，加木香、枳壳；妇人被气疼所苦，加木香、砂仁；脾胃不和、中脘不快，加谷芽、神曲；伤食吐呕、泄泻、腹痛，加干姜、木香；心卒痛者，加延胡索、酒一盏；饮酒太过忽遍身发疸、或两目昏黄，加山茵陈、山栀子；中酒吐恶，加乌梅、丁香；妇人经水将行先作寒热，加苏木、红花；妇人产后作虚热不退、烦渴，加人参、地黄；产后发热不退，加人参、黄芪；产后腰疼不已，加当归、官桂；冷嗽不已，加干姜、五味子、杏仁；脾寒加良姜、青皮、草果；脚气加木香、木瓜、牛膝、紫金皮、茱萸、川楝子；感风寒发热头疼，加不换金正气散；感寒头痛、壮热、恶寒、身痛不能转动，加生[1]料五积散；饮食不下、欲吐不吐，加丁香、罗卜子；感寒头痛、发热身疼，分阴阳加败毒散、石膏；妇人产后风，脚手疼痛，生料五积散、人参败毒散、不换金正气散加生地黄、川芎同煎。

十神汤[2]《和剂》　治时令不正，瘟疫妄行，感冒发热、或欲出疹，此药不问阴阳两感风寒并宜服之。

川芎　甘草　麻黄　升麻各四两　干葛十四两　赤芍药
白芷　陈皮　紫苏　香附子各四两

上㕮咀，每服五钱，姜、葱煎。如头痛甚，更加葱白

---

① 生：原脱，据下文所附诸方之"生料五积散"补。
② 十神汤：原本无分量，据《和剂局方》补。

三茎；中满气实，加枳壳煎；并热服。

吴　此汤用升麻、葛根能解利阳明经瘟疫时气，发散之药也，非干正伤寒。若太阳经病发热用之，则引邪入阳明经传变发斑矣，慎之。

藿香正气散《和剂》　治伤寒头痛、憎寒壮热，或感湿气霍乱吐泻。常服除山岚瘴气。伏暑吐泻、脚气转筋加香薷、扁豆、黄连，名藿薷汤。

大腹皮　白芷　茯苓　紫苏　藿香各三两　厚朴 姜炒　白术　陈皮去白　苦梗　半夏曲各二两　甘草炙，一两

上咬咀，每服三钱，姜三片，枣一枚煎，热服。

吴　此非正伤寒之药，若病在太阳经者，如妄用之先虚正气，逆其经络，虽出汗亦不解，变成坏证者多矣。凡伤寒发热、脉沉，与元气虚人，并夹阴伤寒发热者，皆不可用，切宜戒之。

大白术汤《保命》　和解四时伤寒，混解六经，不犯禁忌。

白术　石膏各二两　防风　羌活　川芎各一两　甘草五钱　黄芩　枳实各五钱　知母七钱　白芷一两半　细辛三钱

上为粗末，每服半两，水一盏半，煎至一盏，大温服，未解更服。

春倍防风、羌活；夏倍黄芩、知母；季夏雨淫倍术、白芷；秋加桂枝五钱；冬加桂八钱或一两。已上诸方皆为元气不虚者设，如芎苏、香苏，则内伤少而外感多者宜

之；和解、养胃，则外感少而内伤多者宜之；五积则寒多者宜之，冬亦宜之；大白术汤，则热多者宜之，春夏亦宜之；败毒散则宜于夹湿者；参苏饮则宜于夹痰者；十神、正气则吴氏之议当矣。大抵证兼表里，邪由错杂，似伤寒而非正伤寒者，乃可于诸方中斟酌选用。若正伤寒自当遵仲景法治之，即元气素虚或平素有热不宜麻桂者，必如洁古、海藏法，缓缓消减，庶无误耳。

本事①**黄芪建中加当归汤**　治发热、头疼、脉浮数而尺中迟弱者，宜先服此药补血，却与麻桂辈。

黄芪　当归各一两半　白芍药桂枝　甘草各一②两

上咬咀，每服五钱，姜三片，枣一枚，水煎，日三夜二服。如脉尚迟，再进一服。

潮　热

潮热者，若潮汛之来，不失其时，一日一发，按时而发者，谓之潮热。若日三五发者，是即发热，非潮热也。潮热属阳明，为可下之证。阳明旺于未申，必于日晡时发。若潮热于寅卯属少阳，巳午属太阳也。苟其脉或弦或浮大，便或溏或利，小便艰涩，外证犹有恶寒，则其热未全入腑，并不可下。

① 本事：《普济本事方》，宋·许叔微撰。
② 一：原脱，据《伤寒证治准绳》补。

恶　寒

恶寒者，风寒客于荣卫，非寒热之寒，又非恶风也。故不待见风而后怯寒，虽身大热亦不欲去衣被也。由阴气上入阳中，或阳微或风虚相搏之所致也。恶寒一切属表，虽里证悉具而微恶寒者亦表未解，犹当先解其外，俟不恶寒乃可攻也。经云：发热恶寒发于阳，可发汗；无热恶寒而蜷脉沉细，可温里。恶寒虽悉属表，亦有虚实之分，若汗出而恶寒为表虚，无汗而恶寒为表实，虚可解肌，实可发汗。

伤寒太阳病在表，故恶寒；少阳半在表半在里，亦微恶寒；阳明在里，本不恶寒或恶寒者与太阳合病也。

三阴惟少阴有恶寒之证，然少阴恶寒又有二证，发于少阴者，无热而恶寒宜温之，属理中、四逆汤；少阴无热恶寒似同太阳经，未即热者，所谓寒未即热者，为太阳证具而未热耳，此盖无太阳头痛等证，知为少阴也。外有太阴自利不渴、厥阴下利、厥逆俱或恶寒，太阴宜理中，厥阴宜四逆。前既言二阴不恶寒，今又言或恶寒，要知太阴、厥阴不恶寒者，此阳传阴者也。三阴皆能恶寒者，阴入阴者也，特在少阴为多耳。

背恶寒，背负阳抱阴，背寒者阳弱也。然有阴阳二证，少阴一证以阴寒气盛不能消耗津液，故口中和。三阳合病以阳气陷入，津液为之涸，故舌干口燥。少阴附子汤，三阳合病白虎汤。中暑亦有背恶寒证，但面垢自汗脉虚而伏为异。凡脾胃素虚之人，遇暑月饮冰水或啖生冷，寒气蓄聚，阴上乘阳，故寒从背起，冷如掌大，此当以药温之，大顺散之类。

恶风

卫气者，所以温分肉、充皮肤、肥腠理、司开阖者也。故风邪中于卫也，则必恶风。恶风、恶寒俱为表证，但恶风比恶寒为轻耳。恶寒者虽不当风而时自怯寒，恶风居密室则无所畏，或当风、或挥扇则淅淅然而恶也。恶寒有阴阳之分，恶风惟属阳耳。是为在表而发散又自不同，若无汗恶风则为伤寒，当发其汗；若汗出恶风则为中风，当解其肌；若里证已具而恶风未止，皆当先解其外也。此三阳风湿皆有之证。

往来寒热

寒为阴，热为阳，里为阴，表为阳，邪客于表与阳争则发寒矣，邪入于里与阴争则发热矣。表邪多则寒多而热少，里邪多则热多而寒少。邪在半表半里之间，外与阳争而为寒，内与阴争而为热，表里之不拘，内外之无定，由是寒热往来而无常也，故立小柴胡加减法以和解之。又寒热如疟，与夫往来寒热似是而非也。如疟者，止作有时，正气与邪争则作，分则止矣；往来寒热则止作无时，或往或来，日有三五发或十数发，此其与疟异也。又有病至十余日，热结在里，复往来寒热，亦宜大柴胡下而愈。

赵　《百问》①以阴阳相胜，阳不足则先寒，阴不足则先热，此阴阳杂病二气自相乘胜然也，非可以语伤寒。

疟　状

杨　疟状作止有时，非若寒热往来，或疏或数而作止无定时也。凡感冒之人，忽觉毛寒股栗、筋节拘挛、百骸鼓撼、呕不欲食，其寒不可御，未几复转而发热者，此即温疟。不必谓疟疟②脉自弦，或洪数、或紧实、或虚缓、或刮涩皆为疟状，但以外证别之，用药小柴胡汤加减，亦是活法。虽然血虚能生寒热，败血亦作③寒热。阴阳相胜，一证虽各有方，皆当以川芎为佐。按，三阳俱有如虐证，太阳脉浮洪宜桂枝；阳明脉浮虚宜桂枝，实宜承气；少阳热入血室宜柴胡汤。经云：先热而后寒名曰温疟，仁斋以如疟指为温疟误矣。

头　痛

伤寒头痛虽属三阳而太阳经独多，盖太阳为病属表，

---

① 百问：《伤寒百问歌》，四卷，宋·钱闻礼撰。
② 疟：疑衍。
③ 作：原作"伤"，据《仁斋伤寒类书》改。

而头痛专为主表，虽有伤寒六七日头痛、不大便、有热而与承气汤下之者，却云若小便清者，知热不在里，仍在表，是知头痛属表明矣。太阴、少阴二经之脉从足至胸而还，不上循头，故无头痛。惟厥阴脉循喉咙之后，上连目系与督脉会于巅，亦有头痛、干呕、吐涎沫吴茱萸汤一证，却无身热，亦与阳证不同也。然风温病在少阴，湿温病在太阴而头反痛，至于阴毒亦然，是又不可拘拘为者。内因头痛作止有时，外因头痛常常有之，直须入里方罢。

吴　阳明头痛，额前目疼、鼻干、脉长也。无汗者，葛根加葱白白芷汗之；若有汗曾经发汗头痛不解者，宜葛根葱白汤主之；若不恶风而反恶热、自汗烦渴、脉洪数饮水头疼者，白虎加白芷汤主之；若内有燥屎、蒸蒸发热者，调胃承气汤主之。凡阳明头痛无汗者，葛根、麻黄、葱白、白芷、石膏之属也；有汗则白芷、石膏、葛根、川芎汤是也；少阳经头痛，头角或耳中痛、脉弦数、口苦发热、往来寒热，不分有汗无汗并以小柴胡汤主之，一方加川芎，盖川芎亦胆经药也。非次头痛[1]，及发寒热、脉紧不大，即是上膈有痰，瓜蒂散主之。

垣　太阴头痛者，必有痰也。少阴头痛者，足寒而气逆也。盖二经虽不至头，然痰与气并壅于膈中，则头上气

---

[1]　非次头痛：当为"非时头痛"。

不得畅降而为痛也。

项　强

发热、恶风、项强者属太阳；无汗恶风者为表实，可发汗，葛根汤；汗出恶风者为表虚，可解肌，桂枝加葛根汤。若误下太阳邪气乘虚入里，则为结胸、项强，大陷胸汤；太阳中风，加之寒湿而成痉者亦项强，经曰：病者身热、足寒、颈项急、恶风、时头热面赤、目脉赤、独头面摇动、卒口噤、背反张、其脉沉迟者，痉病也。

体　痛

体痛乃六经俱有之证，有表、有里、有寒、有热、有风、有湿。如太阳伤寒，荣血不利身疼者，脉浮紧宜发汗；若汗后脉沉迟身疼者，又宜温之。中暍身疼者，白虎汤解之；里寒外热身疼者，先当救里而后攻表；寒在三阴则脉沉身疼，风在三阳则支节烦疼，四逆、柴胡之剂可不审哉。太阳身痛但拘急耳，中湿身疼不可转侧，阴毒身疼体势沉重，宛如被杖，以此别之。

身　重

身重之由，有风湿、有风寒、有风温俱见、有火病、有易病①、有合病。虽所得不一，然悉属三阳，非若身疼兼有三阴里寒也，坏病有矣，寒则无之。

身　痒

太阳病有身痒，阳明病有身如虫行，俱为荣卫气虚，微邪在表无从出，故有痒如虫行之状也，悉宜各半汤②。

面　赤

太阳病面反有赤色，二阳并病面色缘缘正赤，阳明面合赤色，是皆表邪，必发散解肌而愈。少阳面赤，和解而安，少阴面赤色，厥阴面少赤带阳③，二者必四逆而后可也。面赤虽由④阳热而生，然各经俱无可下之证。在少阴、厥阴者，正证有下利、厥逆、脉微实为阴寒之病，纵面赤似阳，只是兼化而已。

腹　满

腹满，俗云肚胀，有寒，有热。热则腹满、咽干，或大小便秘涩，或潮热、谵语等证。寒则腹满、吐食不下、自利益甚、时腹自痛。虽然腹满为里证，又有浅深之别。

---

① 易病：指阴阳易病。《伤寒论》："阴阳易之为病，其人身体重，少气"。

② 各半汤：麻黄桂枝各半汤。

③ 带阳：即戴阳证，指面红如妆，其色虚浮于面。

④ 由：原作"有"，据文义改。

经言：表已解内不消，非大满犹生寒热，是未全入腑，邪犹浅也。若大满大实、坚有燥屎是已入腑，邪已深也。腹满固多可下，又有虚实之殊。经言：腹满不减为实，可下去之；时满时减为虚，则不可下。盖虚气留滞亦为之胀，但比实者不至坚痛尔。诸经皆有腹满，但太阴专主腹满之候，腹满之证二十余条，治法亦各不同。盖胃为津液之主，发汗亡阳则胃气虚而不能敷布，诸气壅滞而为胀满，是当温散，厚朴生姜甘草半夏人参汤可也；吐后邪气不去，加之腹胀满者，胸中之邪下传入胃，壅而为实，故生胀满，当须下之，调胃承气汤可也；邪未入腑而妄下之，表邪乘虚入郁胸中，有虚烦气，上下不得通利，腹为之满，故当吐之，栀子厚朴汤可也。又结胸从心下起至少腹硬满而痛与腹满类也，然结胸按之则痛，手不可近；腹痛举按常痛，手近不甚也。又痞亦从心下起至少腹亦与满类也，然痞或止留心下，腹满但在腹之中也，有此为异。不尿腹满，加哕不治。

腹　　痛

邪气入里与正气搏则为腹痛，所以痛者有异焉。腹痛属里，正太阳腹不痛，少阳有胸胁痛而无腹痛。若有阳明腹满急而痛，此为里实，宜下之，大柴胡汤、小承气汤。三阴下利清谷而又腹痛者，里寒故也，此总论太阳经阳中之阴，四逆汤、附子理中汤。阳气传太阴经腹满而痛，其证有二，有实、有虚，肠鸣泄利而痛者虚也，此独论太阴经阴中之阳，小建中汤，不瘥则小柴胡去芩加芍药。如数腹满、大便秘、按之痛者，实也，桂枝加大黄一钱。

少 腹 满

脐下为少腹，夫胸中满、心下满皆气也。腹满者多有燥屎也，少腹满者有物聚也。盖身半以上同天之阳，身半以下同地之阴，清阳出上窍，浊阴出下窍，故在上满者气也，在下满者物也。物者，溺与血尔，邪结下焦则津液不通，血气不行，或溺或血，流滞而胀满也；若小便利者，蓄血之证；小便不利，溺涩证也，俱是热病。惟冷结膀胱少腹满一证为寒病，有手足厥冷为可辩。

胸胁满痛

邪气传里必先自胸而胁，以次经心腹而入胃也。是以胸满多带表证，胁满多带半表半里证。如下后脉促胸满者，桂枝去芍药汤；又太阳与阳明合病，喘而胸满者，不可下，宜麻黄汤。二者属表须汗之，盖胸中之表犹近也，及胁则更不言发汗，但和解而已。大抵邪初入里尚未停留为实，但郁积生满者，和解斯可矣。若留于胸中聚而为实者，又非吐下之不可已。如发汗若下之，烦热胸中窒者，栀子豉汤；若胸中痞硬，气上冲咽喉不得息者，此胸中有寒，瓜蒂散；二者均是吐剂，又当知栀子吐虚烦客热，瓜蒂吐痰实宿寒。

自　汗

卫气者，护卫皮肤、肥实腠理、禁固津液不得妄泄。邪气干之则不能卫固于外，由是津液外泄，不因发散而汗自出也。伤风则发热自汗；中暍则汗出恶风而渴；风湿胜者则汗多而濡，是风与暑湿为邪皆令自汗。惟寒邪伤荣而不伤卫，是以肤腠闭密汗不出也。始虽无汗，及传入里而为热，则荣卫通、腠理开亦令汗自出矣。自汗又有表里之别，虚实之异。若汗出恶风及微恶寒者，皆表未解，宜发散；至于漏不止而恶风及发热后恶寒，表虚也，宜温之，此皆邪气在表。若汗出不恶风寒者，此表解里病，下之则愈，如阳明发热汗出此为热越，及阳明发热汗多急下之者是也。自汗虽常证，或汗出发润如油、如贯珠着身不流，皆为不治，必手足俱周，遍身悉润，漐漐然一时汗出，热已身凉，乃为佳兆。

海　太阳自汗，桂枝汤。阳明证身热，目痛，鼻干，不得卧，不恶寒而自汗，或恶热而尺寸俱浮者，白虎汤主之。伤寒尺寸脉俱长，自汗大出身表如冰石，脉传至于里细而小，及疟疾但寒不热，其人动作如故，此阳明传入少阴，白虎加桂枝主之。然脉虽细小当以迟疾别之，此证脉疾而非迟，故用此法。

活　伤寒应发汗而动气在左，不可发汗，发汗则头眩汗出、筋惕肉𥆧，此为逆，难治。先服防风白术牡蛎散，次服建中汤。

防风白术牡蛎散

防风　牡蛎炒成粉　白术各等分

上为细末，每服二钱，以酒调下，米饮亦得，日二三服。汗止，服小建中汤。

盗　汗

盗汗者，谓睡而汗出也。睡则卫气行里，表中阳气不致①，故津液得泄，觉则气行于表而汗止矣。杂病盗汗责②其阴虚，伤寒盗汗由邪气在半表半里使然也，非若自汗有表里虚实之殊。

头　汗

头乃诸阳之会，热蒸于阳，故但头汗出也。三阴无头汗，其经不上头故也。遍身有汗谓之热越，但头汗出而身无汗者，热不得越而上达也。如瘀热在里，身必发黄，及热入血室，与其虚烦或阳明被火，及水结胸数者，皆但头汗出，俱是热不得越，故或吐、或下以除其热也。且邪但

---

① 致：细密。《说文》："致，密也"。
② 责：原作"贵"，据《伤寒证治准绳》改。

在表则无头汗之证，必也寒湿相搏与邪在半表半里乃有头汗也。如伤寒五六日已发汗而复下之，胸胁满微结，小便不利，渴而不呕，但头汗出，往来寒热，心烦；及伤寒五六日头汗，微恶寒，手足冷，心下满，口不欲食，大便硬，脉细者，此皆邪在表里两间令头汗出也。湿家但头汗出，欲得被覆向火者，寒湿相搏故头汗也，此皆不得谓之逆。然小便不利而成关格，若头汗者阳脱也。经云：关格不通，不得尿，头无汗者生，有汗者死。又，湿家下后，头额汗出而微喘者，亦阳脱也。经云：湿家下之，额上汗出，小便不利者死，下利不止者亦死，二者乃头汗之逆。

　　活　病人表实里虚，玄府不开，则阳气上出，汗见于头。凡头汗出者，五脏干枯，胞中空虚，津液少也。慎不可下，下之则重虚。

　　海　头汗出剂颈而还，血证也。额上偏多者，属心部，为血证也。独益中州脾土以血药治之，其法无以加矣。

手 足 汗

　　胃主四肢，为津液之主，故病则手足汗出也。手足汗出为热聚于胃，是津液旁达也。经曰手足濈然汗出，大便已硬；又曰手足濈然汗出，大便难而谵语，二者俱宜下之。又阳明中寒不能食，小便不利，手足濈然汗出，此欲作痼瘕，不下为宜。二者俱手足汗出，一则大便初硬后溏，胃中冷，水谷不别故不可下。一则大便难，谵语，为阳明证具，故宜下也。

无　汗

无汗有数种，寒邪在表而无汗者，邪气行于里而无汗者，水饮内蓄而无汗者，阳虚无汗者。经谓太阳病，无汗而喘；及脉浮紧，无汗发热；及不出汗而烦躁。阳明病，及无汗而小便利；二三日，呕而咳，手足厥，若头痛及鼻干不得汗；脉浮，无汗而喘；与其刚痉无汗。是数者，皆寒邪在表而无汗者也。经谓阳明病，无汗，小便不利，心中懊侬，身必发黄；及伤寒发热无汗，渴欲饮水，无表证者，白虎加人参汤；与夫三阴为病不得有汗。是数者，皆邪行于里而无汗者也。少阴亡阳一证有得汗，是转属少阴者。其水饮内蓄无汗者，经谓服桂枝汤，或下之，仍头痛项强，翕翕发热，无汗，心满微痛，小便不利，桂枝去桂加茯苓、白术是也。其阳虚无汗者，经谓脉浮而迟，迟为无阳，不能作汗，其身必痒是也。

不得汗，或当汗而汗之，服汤至三剂而不得汗者，死病也。或热病脉躁盛而不得汗者，黄帝谓阳脉之极也，死。此二者为真病，不治。又有诸虚少血，津液中干，不能作汗；有夹宿恙如痰饮、癥癖之类，隔汗而不能出。少血者养血以汗之，痰癖者开关散气以汗之，是为活法。

不 大 便

不大便、大便难、大便硬、燥屎悉属里证，宜下者多矣。然而有不宜便下者，脉浮、脉虚、恶寒，表邪未罢，风湿相搏，尤宜先解表，已而下之可也。呕吐为邪未入腑，虽有阳明证，未可攻之。如经曰：伤寒，不大便六七日，头疼有热者，小便清，知不在里，仍在表也。其证多见于阳明，盖胃土万物所归，无所复传，自太阳少阳传入者，众所共知，而于三阴传入者，鲜或能识，若能熟视其微，则三阴有急下之证多矣。

不 得 卧

《素问》云：胃不和，则卧不安。所以不和者，津液干焦，热邪烦扰，阳独胜而阴偏虚故尔。阳盛阴虚则终夜烦扰而不宁，若阳虚而阴胜又有夜静昼烦之证矣。不得眠，阴阳皆有之。正病于不得眠者，阳明也。若少阴当病于欲寐，今乃不得眠，缘阳邪入少阴，非少阴正病也。有因汗下而然者，有不因汗下而然者，有因火逆而然者。但不得眠皆为热证，其有太阳汗之后，昼日燥躁不得眠一证，虽用干姜附子汤，盖复其汗下所亡之阳，非治其所感之寒病也。不得眠虽为常证，然少阴脉沉细，自利，烦躁不得眠者，死。伤寒发热，下利，厥逆烦躁不得眠者，亦死。俱为正气弱，阳不能复故也。

活　汗为火之液，汗多则神昏，故不眠。大热则神不清，故不眠。大下则动血，心主血，故不眠。瘥后热气未散，阴气未复，故不眠。

陶　阳盛阴虚，则昼夜不得眠。汗出鼻干不得卧，则邪在表也。若胃有燥屎与大热错语，及大汗胃中汁干而不得卧，则邪在里也。

吴　太阳脉浮数，身疼无汗，烦躁不眠者，宜汗之。阳明标热，头额痛，目疼，身热，鼻干，不得卧，脉长者，宜葛根解肌汤汗之。若自汗，脉洪数，表里俱热，烦渴，舌燥饮水者，白虎加人参汤主之。若蒸蒸发热，大便硬秘者，调胃承气汤下之。外有伤寒已解，或因食复剧，烦闷干呕，口燥，呻吟错语不得眠者，黄连解毒汤主之。若表里大热，舌燥饮水者，人参白虎汤合解毒汤。凡少阳发热，口苦，心烦不得眠，脉弦数者，小柴胡加黄连、山栀子之类。若虚弱人津液不足者，加麦门冬、酸枣之类。太阳病发汗后不得眠，脉浮数，微热，烦渴，小便不利者，五苓散主之。脉数大者，宜人参白虎汤或竹叶石膏汤，不可用五苓也。凡汗下后，虚烦不得眠者，加味温胆汤、酸枣仁汤、栀子乌梅汤、朱砂安神丸之类。

酸枣仁汤　治虚烦扰奔，气在胸中不得眠者。

酸枣仁炒　人参　茯苓各一钱半　桂心五分　石膏二钱半

知母　甘草各一钱　生姜三片

上作一服，水二钟，煎至一钟，去滓，临卧服。

加味温胆汤　治太阳病后，虚烦不得眠，此胆寒也。

半夏洗　酸枣仁炒，各一钱半　枳实　陈皮　甘草各一钱

人参二钱半　茯神二钱　竹茹一团　生姜三片

上用水二钟，煎至一钟，去滓温服。

若心烦内热者，倍加黄连、麦门冬。若口燥舌干者，去半夏，加麦门冬、五味子、天花粉。若表热未清，加软苗柴胡。若内虚大便自利者，去枳实，加白术、茯苓。若内实心烦颠倒者，加山栀仁。

酸枣汤　治吐下后，昼夜不得眠。

酸枣仁炒，二钱半　麦门冬　茯神　当归身各二钱　甘草　知母　川芎各一钱半　干姜三分　生姜三片

上煎法同前。

黄连解毒汤　治大热干呕，错语呻吟，不得眠。

黄连二钱半　黄芩　黄柏各半两　栀子四个

水二盏，煎至一盏半，去滓，分二服。

栀子乌梅汤

栀子　黄芩　甘草　人参　麦门冬各一钱　柴胡二钱

乌梅二枚　生姜三片　竹叶十四片

水二盏，煎至一盏半，去滓，温服。

谵　语

成　谵者，谓呢喃而语也，又作谵，谓妄有所见而言

也。斯皆胃中热盛，上乘于心，心为热冒^①，则神识昏乱而语言谬妄也。轻者睡中呢喃，重者寤亦谬语。经谓：谵语、独语、狂语及语言不休，与言乱者，由其热之有轻重也。谵语之由，又自不同，有火劫，有汗出，有下利，有下血，有燥屎在胃，有三阳合病，有过经，有亡阳等。谵语者，诸如此者，脉短则死，脉自和则愈。又身微热，脉浮大者生。逆冷脉沉不过一日死，或气上逆而喘满，或气下夺而自利，皆为逆也。

郑声　郑，字书曰：郑重，频烦也。又曰，殷勤也。郑声谓止将一事频烦殷勤言之，盖神气不足，不能更易，而但守一声，与谵语之错出不伦者异矣，此虚实之分也。

吴　郑声乃因内虚，正气将脱，而言皆不足之貌。如手足并冷，脉息沉细，口鼻气息短少，所说言语轻微无力，气少难以应息者，皆元气将脱也。或吃逆不止，神昏气促，不知人事者，死。如气息不促，手足颇温，其脉沉细而微者，急以附子汤倍人参主之。

戴　谵语属阳，郑声属阴。《经》曰：实则谵语，虚则郑声，二者自不同。但阳盛里实与阴盛隔阳皆能错语，须以他证别之。大便秘，小便赤，身热烦渴而妄言者，乃里实之谵语也。小便如常，大便洞下，或发躁，或反发热

---

① 冒：原作"胃"，形似之误，据《伤寒明理论》改。

而妄言者，乃阴隔阳之谵语也。里实宜下，调胃承气汤。热躁甚而妄言不休，大渴喜饮，宜理中汤。阴隔阳，宜温胆汤、四逆汤、附子理中汤。又有不系正阳明，似困非困，间时有一二声谵语者，当随证施治。

外有已得汗，身和而言妄者，此是汗出津液不和，乃非阴非阳者，宜小柴胡和建中汤①各半，和荣卫，通津液。若阳传入阴，自利，手足厥逆，语或错乱，此虽已自利，其中必有燥屎，犹当下之，宜调胃承气汤。瘀血在里，大便黑，小便利，小腹痛，其人如狂，谵语，桃仁承气汤主之。病后血气未复，精神未全，多于梦寐中不觉失声如魇，此不系谵语、郑声，宜温胆汤去竹茹，入人参半钱，或用六君子汤。

狂　乱

经曰：邪入于阳则狂。又曰：重阳则狂。诸经之狂，为阳盛也。伤寒热毒在胃，并于心，至于发狂，为邪热极矣。狂之发作，少卧不饥，妄语笑，妄起行，弃衣而走，登高而歌，甚则逾垣上屋，脉实数，皆独阳亢极使之，非吐下不能已。亦有当汗不汗，郁热在里，下焦蓄血而如狂。脉微而沉，小便必利，特如狂而未至于狂耳。其或熏熨迫汗，灼艾烧针，令人烦躁，卧起不安，则谓之火邪惊

---

① 汤：原作"阳"，据文义改。

狂。凡是数者，各有条例，其或狂言，目反直视，为肾绝。汗出辄复热，狂言不能食，皆死证也。

海　凡脱阳者见鬼，脱阴者发狂，宜峻补其阴，天地煎之类是也。天门冬地黄煎膏为之。

循衣摸床

循衣摸床，危恶之候也。有二证，其一由太阳中风，以火劫汗，因成坏病，捻衣摸床，小便利者生，不利者死。其一由里热之极，脉弦者生，涩者死。

娄　尝治循衣摸床数人，皆用大补气虚之剂，唯一人兼瞤振，脉代，于补剂中略加桂二分。学圃治一人，兼郑声脉微，用理中加桂而痊。

多　　眠

阳气虚，阴气盛，则目瞑，故多眠，乃邪传于阴而不在阳也。太阳脉细嗜卧者，外已解，神将复也。设胸满胁痛，鼻干，不得汗多眠者，风热内攻，不干乎表也。不得汗者，小柴胡汤，脉浮者汗之。少阴欲眠，尺寸脉俱沉细者，四逆汤。三阳合病，欲眠，目合则汗，此胆有热也，小柴胡汤。其胃热者，亦卧也，犀角解毒汤。风温、狐惑亦有此证，风温尺寸俱浮，病在少阴、厥阴二经，狐惑喜眠，害人甚急。若太阳恶寒，其脉浮细，少阴脉尺寸沉细，治宜急复其阳也。

郁　冒

成　郁为郁结而气不舒，冒为昏冒而神不清，皆因虚乘寒所致。经曰：诸虚乘寒者，则为厥郁冒不仁，此寒气乘虚中上也。骆龙吉①以附子汤倍人参、川芎、天麻、干姜之类主之。又曰：太阳病，先下之不解，因复发汗，以此表里俱虚，其人因冒。冒家汗出自愈，若不得汗，以人参三白汤加川芎、天麻。如下虚脉微者，加附子以温肾经。《要略》曰：新产妇人有三病，一痉，二郁冒，三大便难，亡血复汗，寒多郁冒。又曰：产妇郁冒，其脉微弱不能食，大便坚者，盖由血虚而厥，厥而必冒，冒家欲解，必大汗出，此为虚寒可知矣。又少阴下利止而头眩，时时自冒者，死，以其虚极而脱也。

海　伤寒传至五六日间，渐变神昏不语，或睡中独语一二句，目赤唇焦，舌干不饮水，稀粥与之则咽，不与则不思，六脉细数而不洪大，心下无痞，腹中不满，大小便如常，形貌如醉，此热传手少阴心经也。本太阳伤风，风为阳邪伤卫，阴血自燥，热结膀胱，壬病逆传于丙，丙丁兄妹由是传心，心火自上迫熏肺，肺为清肃之脏，内有火邪，故令神昏，宜栀子黄连黄芩汤。若脉浮有力，热在丙者，导赤散。脉沉有力，热在丁者，泻心汤。若脉浮沉俱

① 骆龙吉：宋代医家，著《内经拾遗方论》四卷。

有力，是丙丁俱有热，以导赤泻心各半服之，此膀胱传于丙。足传手经者下传上也，丙传丁者表传里也，壬传丁者艮之离也，越经传者又为腑传脏也。《活人》言伤寒传足不传手者，此言不尽意也。有从足经而传手经者，何以知之？经云：伤寒或止传一经，或间①传三经，不可一途取之，但视其脉与外证治之。与食则咽者，邪不在胃也。不与则不思者，以其神昏故也。邪热既不在里，误用承气下之，其死也必矣。

烦　热

烦者，热也，谓烦扰也，与发热若同而异也。烦热为热所烦，无时而歇，非若发热而时发时止也。然阴寒而烦者亦有之也。盖在表而烦者，则有脉浮、恶风寒、体强痛之证。在里而烦者，则有潮热、谵语、不大便、腹满、小便赤涩之证。在半表半里而烦者，则有往来寒热、胸胁疼痛之证。其邪在胸膈以上而烦者，则有胸满、懊侬、可吐之证。其阴寒而烦者，则有恶寒而蜷，及下利厥逆脉微与夫吐蛔之证。大烦欲解者，其脉必和，但脉不应者，为难治。若是足冷、脉沉细而微者，此阴证之烦也，急用人参、附子热剂温之。若内伤劳役、阴虚火动而烦者，其人身倦无力、自汗、尺脉浮虚也，宜补中益气汤加炒黄连、

---

① 间：原作"问"，据《伤寒证治准绳》改。

生地黄、麦门冬、黄柏、知母之类也。若不得睡而心烦者，兼服朱砂安神丸，纳其浮溜之火而安神明也。虚烦、胸中烦、心中烦三者，不因汗吐下而烦，则是传经之邪，不作膈实，但多和解而已，经用小柴胡汤、黄连阿胶汤、猪肤汤是也。若是汗吐下而烦，则是邪热内陷以为虚烦，心中愦愦然①欲吐、愦愦然无奈者是也，但多涌吐而已，经用栀子豉汤、栀子干姜汤、栀子厚朴汤是也。盖有不因汗吐下邪结胸中，则为膈实，与瓜蒂散。及阳明心烦与调胃承气汤，此又烦之实者也。伤寒二三日悸而烦者，虚也，建中汤。少阳之邪入腑烦而悸者，热也。大抵先烦而后悸是热，先悸而后烦是虚，治病必求其本者此也。

烦　躁

烦为烦扰之烦，躁为愤躁之躁。合而言之，烦躁为热也。析而分之，烦阳也，为热之轻。躁，阴也，为热之甚。先烦而渐至躁者谓之烦躁，先躁而后复烦者谓之躁烦。有不烦而躁者，此为阴盛格阳也。虽大躁欲于泥水中卧，但饮水不得入口者，是又有邪气在表而烦躁者。脉浮而紧，不汗出而烦躁者，是有邪气在里而烦躁者。病人不大便，绕脐痛，烦躁发作有时，此有燥屎是也。有因火劫而烦躁者，有阳虚而烦躁者，脉沉微身无大热是也。有阴

---

① 愦愦然：呕吐的样子。

盛而烦躁者，少阳吐利手足厥冷者是。此皆证之常也。

成　《内经》曰：烦谓心中郁烦也。外热曰躁，谓气外热躁也。内热为有根之火，故但烦不躁及先烦后躁者，皆可治外热，为无根之火。故但躁不烦及先躁后烦者，皆不可治也。

戴　烦躁，阴阳经皆有之。阳明经，胃有燥屎，当下之。太阳经已得汗，五苓散。少阳经亦或有烦，宜小柴胡汤。阴烦，少阴为多，由阳气传入，自利而渴，烦不眠者，辰砂五苓散；若非是阳气传阴，阴气犯阴经，吐利手足厥冷而烦，经云：阳虚阴乘之，故烦。又云：阴盛发躁，欲坐井中，吴茱萸汤；甚者四逆汤加葱白二茎。

外有虚烦一证，乃是病愈后，阴阳未复时发烦热，竹叶石膏汤。痰多睡不宁者，温胆汤；呕者，橘皮汤。

懊憹

懊憹，郁闷之状。盖由表证误下，正气内虚，于是客气乘虚入而动膈，烦郁微疼，特未至于结胸之甚也。舌上白苔，虚烦不眠，心下懊，或饥不能食，头汗出，此邪在心胸，则宜吐，并栀子豉汤。阳明下后，懊憹而烦，胃中有燥屎，承气汤下之。阳明无汗，小便不利，心中懊憹者，必发黄，茵陈汤利之。

卷之六

渴

序例　凡得时气病，至五六日而渴欲饮水，饮水不能多，不当与也，何者？以腹中热尚少，不能消之，便更与人作病也。至七八日大渴欲饮水者，当依证与之，与之常令不足，勿极意也。

成　伤寒邪传里则渴，邪在表则不渴。夫三阳虽或有渴，不如三阴之甚也。故太阴腹满嗌干，少阴口燥舌干而渴，厥阴则消渴。消渴者，饮水多而小便少，谓其热能消水也。盖初传则热微而渴微，传深则热深而渴甚也。凡渴与水，勿令极意。三阳微渴者，五苓散。大渴者，白虎汤。三阴热甚而渴者，顺下之。其或渴微而强多饮之，则成悸动、支结、饲①哕、干呕、肿满、下利、小便不利皆由此也。

戴　凡渴当分六经而治，太阳经标热在表则不渴，若热传入膀胱之本，则烦渴、脉浮数、小便不利也，五苓散切不可，与白虎汤。凡阳明病，脉长标热无汗而渴者，葛根解肌汤，或六神通解散倍葛根以解之。若阳明热传于胃

① 饲：同"噎"。

中，本热恶寒，漐漐汗出而渴，脉浮洪数者，人参白虎汤，五苓不中与也。若阳明本热，或蒸蒸而热，潮热，烦渴，舌燥口干饮水，大便实者，大柴胡汤或调胃承气下之。若内未实，尚未可下，宜小柴胡增损用之。少阳脉弦数，口苦咽干，发热而渴者，小柴胡去半夏加瓜蒌根。余见本条。太阴自利则不渴，惟少阴有口苦、饮水、小便色白者，此下有寒也。脉沉者，附子汤。若身寒，厥逆，脉滑而口渴者，此里有热也，人参白虎汤。凡阴证烦躁，口渴不能用水，脉沉足冷者，宜四逆汤冷饮之。凡伤寒时气等证，欲饮水者，为欲愈。盖得水则能和其胃气，汗出而解。不与水则干燥，无由而作汗，遂至闷乱而死也。凡渴问其所饮，欲冷欲热，愈多愈少。若饮多而欲冷者，阳渴也，三阳渴当用凉剂。其人若阴证见渴，虽引饮，所饮自少而常喜温，不可投冷剂，宜理中四逆辈。有阳证不渴，阴证反渴者，阳明不甚渴，太阴乃大渴者，不可不知。治渴一也，有坚肾水而渴止者，有利小便而渴愈者。坚肾水天花粉之属，利小便则茯苓、猪苓之类。盖太阳以利小便为先，阳明以利小便为戒，少阳半表半里未可下之，其人或大渴不止，当以小柴胡加天花粉之属坚其肾水，肾水既坚自还渗入大肠，大便通而热去渴解。若病在太阳膀胱，非利小便则热无从去，渴何由愈。外有非太阳证，烦躁发渴，此乃阴盛隔阳，不当润其渴，惟当治其阴。

罗　伤寒食少而渴者，当以和胃之药止之，不可用凉药损其胃气，白术、茯苓是也。

脉　热病在肾令人渴，口干，舌焦黄赤，昼夜欲饮水不止，腹大而胀，尚不厌饮，目无精光者，死不治。

漱水不欲咽

漱水属阳明，凡内有热必饮水，今欲水而不欲咽，是热在经而里无热也。

杨　唇躁口干血证类有之，必欲取水而灌漱也。盖上焦瘀血，下焦蓄血乘肺发躁，故无渴证，漱水而不欲下咽也。

吴　凡少阴脉沉细，手足冷，或时烦躁，作渴，欲漱水不欲咽，宜四逆汤。又下利厥逆，无脉，干呕烦渴，欲漱水不欲咽，宜白通加猪胆汁人尿。凡厥阴蛔厥伤寒，烦躁，舌干，漱水不咽，宜理中加乌梅。大抵阴证发躁，烦渴不能饮水，或强饮，良久复吐，或饮水而呕，或哕逆者，皆内寒也。盖无根失守之火，游于咽嗌之间假作燥渴，则不能饮，或有能饮不吐，复欲饮者，热也。

呕

成　呕者，声物兼出也，俗谓之哕，非也。吐者，但吐出其物而无声，故有干呕而无干吐。呕有责为热者，责为寒者，至于吐家则悉言虚冷也。呕又有停饮者，有胃脘有脓者，皆当明辨之。呕而发热者，柴胡汤证具，与其呕不止，心下急，郁郁微烦，大柴胡汤主之者，是邪热胃呕也。膈上有寒饮干呕者，不可吐也，当温之，与其干呕吐涎沫、头痛者，吴茱萸汤主之，是寒邪为呕也。先呕后渴者，此为欲解。先渴后呕者，为水停心下，此属饮家，是停饮呕者。呕家有痈脓不须治，脓尽自愈，是胃脘有脓而呕也。诸如此者，虽有殊别，大抵伤寒表邪欲传里，里气上逆则为呕也，是以半表半里证，多云呕也。伤寒三日，三阳为尽，三阴当受邪，其人反能食而不呕，此为三阴不受邪，是知邪气传里者，必致呕也。至于干姜附子汤证云不呕不渴为里无热，十枣汤证云干呕短气汗出不恶寒者，此表解里未和也，即此视之其呕为里热明矣。呕家之为病，气逆者必散之，痰饮者必下之。《千金》曰：呕家多服生姜，此是呕家圣药，是要散其逆气也。《金匮要略》曰：呕家用半夏以去其水，水去呕则止，是要下其痰饮也。呕多虽有阳明证，不可攻也，谓其气逆而未收敛，为实也。其呕而脉弱，小便复利，身有微热，见厥者，已为难治，盖谓其虚寒之甚也。

　　戴　阳明证具，虽显然有可下证者，兼之呕多，犹属上焦，未可遽下，宜小柴胡汤。若太阳不与少阳、阳明合病而独见太阳证，或吐泻者，恐病人膈间素有痰饮，停饮伤滞，且以二陈汤定之，候呕吐定，徐进解太阳药也。若先呕却渴者，宜猪苓汤。先渴却呕者，宜治膈间之水，小半夏茯苓汤。渴欲饮水，水入即吐，吐已复渴，名曰水逆，由心经受热而小肠不利也，宜五苓散。若少阴不渴而吐，或干呕者，理中汤去白术加生姜。呕而吐涎沫者，吴茱萸汤。太阴、厥阴间有呕吐，太阴宜理中汤，厥阴宜四逆汤，并加生姜煎。已上阴证，乃阴中之阴，宜用热剂。阳入阴者能为利而不为呕，呕属上而近于外也。阳之所入者深，故利也。又有阳证病新瘥后见呕，别无所困，此余热在胃脘也，宜竹叶石膏汤或橘皮竹茹汤。大凡得之太阳而呕者，必是合病，呕乃病渐入内，非正太阳也。曾记太阳证初得便呕吐不住，药投暖剂不愈，知太阳已汗解，固当用冷剂。是太阳见呕，非合阳明则合少阳，其呕为热也。又有人初病具太阳证而呕，一家少长患状悉似，与养胃汤八服无不立效，此时行之气适然，如此是为伤寒杂病，又非可以正经伤寒律之也。

哕

哕，即俗云吃逆气餲①也。东垣谓是干呕，非也；至云咳逆者，今之喘嗽也，亦非。此证由胃气本虚，吐下太过，复与之水，以发其汗，胃虚气逆，噫哕生焉，病势至此极矣。虽然吃逆出于胃寒，固也有水挟寒气搏击而成者，有热气拥郁而成者。如哕而腹满，前后部不通，此为

---

① 餲：原作"餶"，据《伤寒证治准绳》改。餲，逆。《说文》："餲，逆也。"

真病，未①如之何矣。

吴　吃逆者，气上逆而为吃忒也，有因胃热失下而作者。易老治法：失下胃热内实、大便硬者，以承气汤下之；便软者，以泻心汤主之；胃虚有热者，橘皮竹茹汤；有痰饮者，半夏生姜汤或茯苓半夏汤；若胃冷者，橘皮干姜汤、加味理中汤。《要略》言：其气自脐下直冲于胸嗌间吃逆者，此阴证也，其病不在胃也。且病下虚，内以伏阴或误用寒凉，遂致冷极于下，迫其相火上冲，率集于胸中，以为吃忒，亦欲尽也。病人烦躁，自觉甚热，他人以手按其肌肤则冷，此为无根失守之火散乱为热，非实热也，乃水极似火。治用《活人》羌活附子散加味。附子急温其下，真阳一回，火降吃逆自止也。

橘皮干姜汤

橘皮　通草　干姜炮　桂心　甘草炙，各二两　人参二两

上剉如麻豆大，每服四钱，水一盏，煎至六分，温服，日三。

羌活附子散

羌活　附子炮　茴香炒，各半两　木香　干姜炮，各如枣许大②

---

① 未：原作"末"，据文义改。
② 各如枣许大：原脱，据《伤寒证治准绳》补。

上为细末，每服二钱，水一盏，盐一捻，同煎一二十沸，热服。

生姜半夏汤　治哕欲死。

生姜二两　半夏洗一两二钱半

上以水二盏，煎至八分，去滓，分二服，温服。

噫　气

噫，饱食息也。伤寒噫气者，胸中气不交也。其证有二，皆由误汗、吐、下，胃气弱而不和，虚气上逆，心下痞硬。故下利者，生姜泻心汤；不下利者，旋覆代赭石汤。

口燥咽干

成　咽干、口躁、舌涩俱为热证，但有微甚耳。惟太阳中寒桂枝附子汤证，由误汗咽干，作甘草干姜汤以复其阳者，随其逆，治坏病者也，非治其本寒也。然咽干之由，有由汗下后而得者，有不因汗下而得者，其间治法或和解、或微汗、或急下、或微下，当考兼有之证而施轻重之治，其为热一也。盖《经》谓：咽喉干燥亦不可汗，以其多有里证故也，实无寒病，善治者尤宜互考渴条乃获全功。

吴　少阴脉疾，可下；脉沉，附子汤加知母、黄柏、麦门冬、五味子、天花粉。若虚热病后，烦热不解者，以竹叶石膏汤去半夏加天花粉润之。凡发汗吐下后，口燥咽干，此津液衰少，肾水不升，虚火上炎也，宜生津益气汤或竹叶石膏汤。若脉沉微、足冷、舌燥者多难治。其少阴有急下以救肾水之例，若虚人水竭火躁，不可下者，以补中益气汤倍加人参、五味、麦门冬、天花粉、黄柏、知母以滋水也。此证阳明、少阳、少阴及血证、狐惑皆有之。

咽　痛

太阳、阳明咽痛各一证，悉属热也。太阳治以半夏散，阳明治以四逆散加桔梗。少阴咽痛有六证：热证四，寒证二。热者，治以猪肤汤、甘草汤、桔梗汤、苦酒汤、半夏散。寒者，治以桂枝干姜汤、真武汤、四逆汤。厥阴咽痛一法，亦热也，治以桔梗汤。咽痛皆热证，唯厥阴一证为寒。其一以汗多亡阳，故用干姜、附子以复阳温经；其一以阴盛格阳，故用通脉四逆以散阴通阳也。

张　六经伤寒皆不言咽痛，唯少阴篇有之。盖少阴之脉，上贯肝膈，入肺，循喉咙，系舌本，经脉所系，邪气循行而致然也。

吴　凡咽痛，有阴阳二毒。阳毒，咽喉肿痛，乃热极也。阴毒，咽喉不利，乃冷极也。阳毒脉浮数而大，咽痛吐脓血，《活人》用黑奴丸。又阳气独胜，狂躁咽痛，脉洪实滑促，《活人》用葶苈苦酒汤。

戴　有初得病头痛、发热，无阳毒、少阴诸证而咽喉自痛者，此因感冒后，顿用厚衣被堆壅而卧，遂成上壅。或先有壅热，为外邪所袭，既有风寒，又有热壅，宜参苏饮倍桔梗加木香半钱，或消风百解散，或败毒散、五积散各半贴，名交加散。

头　眩

凡伤寒头眩者，莫不因汗吐下虚其上焦元气所致也。眩者，目无常主；头眩者，俗谓头旋眼花是也；眩冒者，昏冒是也。少阳口苦、咽干、目眩者，少阳居表里之间，以表邪渐入于里，表中阳虚，故目眩也。太阳少阳并病或眩者，责其虚也。伤寒有起则头眩与眩冒者，皆汗吐下后所致，是知其阳虚也。故《针经》曰：上虚则眩，下虚则厥。眩虽为虚，又阳明中风，但头眩不恶寒者，此又风主眩也。凡此皆非逆候，及其诸逆，发汗剧者，言乱目眩者，死。

耳　聋

耳聋有二，一由重发汗，虚；一由少阳中风，胸胁痛，耳聋，尺寸脉俱弦者，少阳受病也。

不　能　言

声音道路出于喉嗌，肺亦主之。若风痰血热与邪①毒之气伏于心窍，或滞于喉间，皆令人失音，或语短而声蹇涩也。

吴　凡喑哑不言有六：一者少阴咽中生疮不能语言者，以鸡子苦酒汤主之；二者狐惑伤寒，上唇有疮，咽干声嗄②；三者痉证，口噤不能言者；四者热病，喑哑不言，三四日不得汗出者死；五者热甚，火伤肺金不能言者，清肺降火则愈。六者风热壅盛，咳嗽声嗄者，以消风降痰火治；又有失于发散，风邪伏于肺中者，当发散之。

鼻鼾鼻鸣

成　风温证则鼻鼾，太阳中风则鼻鸣。由风气壅塞，卫气不利所致。阳明、少阳、三阴虽亦有中风，然邪不在表，故鼻不鸣而不鼾也。

咳　嗽

成　咳则有声无痰，嗽则有声有痰也。肺主气，形寒饮冷则伤之，使气逆而不散，冲击咽膈，令人喉中淫淫如痒，习习如梗而咳嗽也。甚者连续不止，坐卧不安，言语

---

① 邪：原作"邢"，形近之误，据文义改。
② 嗄（shà，煞）：声音嘶哑。

不竟，动引百骸，声闻四近矣。咳嗽有寒者，有热者，有停饮者，有在表者，有在里者，有在半表半里者。如停饮与表寒相合而咳者，小青龙汤；停饮与里寒相合而咳者，真武汤；邪热在半里半表而咳者，小柴胡汤；咳者为肺疾，必发散而可已。然咳而小便利，不可发汗，发汗则四肢厥逆。咳而发汗，蜷而苦满，腹中复坚，此为逆也。又脉数者为心刑肺金，则死。

吴　凡表寒咳嗽者，脉浮，恶寒，身痛拘急而无汗也，麻黄汤或三拗①汤汗之。痰唾如胶者，金沸草散汗之。若有热者，参苏饮去木香、人参，加桑白皮、杏仁、麻黄汗之亦佳。若虚弱人冒感风寒而咳嗽，有痰，或恶风头痛干呕者，宜人参杏仁汤。凡伤寒二三日传少阳，脉弦，口苦，发热而咳嗽者，小柴胡汤去人参、姜、枣，加五味子、干姜主之。若发热烦满而咳者，加炒瓜蒌。若胸胁痞满、发热而咳者，加枳壳、桔梗主之。凡阴证手足冷，脉沉细而咳嗽者，四逆汤加五味。大抵伤寒咳嗽，此同杂病。按仲景治例，有嗽者不分阴阳二证，俱用五味子、干姜。盖五味收肺气而止嗽，以干姜之辛，温肺经散逆气也。

喘

成　肺主气，形寒饮冷则伤肺。故其气逆而上行，冲

---

① 拗：原作"拘"，据文义改。

冲而气急，喝喝①而息数，张口抬肩，提身滚肚，是为喘也。

陶　伤寒邪在表者，心腹濡而不坚，外证无汗，法当汗之，麻黄汤。在里者心腹胀满，外证有汗，法当下之，小承气汤。太阳阳明合病，喘满勿下，可麻黄汤。水气作喘，心下怔忡，即水为邪，小青龙汤去麻黄，加杏仁；小腹满者，小青龙去麻黄，加茯苓。阴证喘则必促，脉伏而厥，返阴丹、五味子汤。经云：喘而汗出，宜利之；汗不出而喘，宜发之。经曰：短气腹满而喘，有潮热者，此外欲解也，可攻里。又汗出发润，喘不休者，为肺绝。身汗如油，喘而不休，为命绝。直视谵语，喘满者死。

戴　少阳有嗽无喘，其见少阳证而嗽者，小柴胡加五味子、干姜。阳明有喘无嗽，其阳明证喘有潮热者，宜大承气。太阳则有喘嗽，阴证惟少阴有之。若四肢沉重疼痛，小便如常，大便自利而嗽者，真武汤去芍药，加五味、干姜、细辛，此阴中之阴。若四肢厥逆，腹中痛，泄利下重而咳，四逆汤加五味、干姜。下利呕渴，身烦不得眠而咳嗽者，猪苓汤，此阴中之阳。诸阴喘促最为危证，返阳丹。

吴　华佗曰：盛则为喘，盖非肺气盛也，乃肺中之邪火盛也。所以泻白者，泻肺中之火也，非泻肺也，泻心汤

---

① 喝：拟声词，形容喘息之声。《玉篇》："喝，嘶声"。

乃泻心下之痞满者也。

加减泻白散 治烦热，胸膈不利，上气喘促，口干或咳者。

桑白皮二钱　知母　橘红　瓜蒌仁　细黄芩　贝母桔梗　甘草各一钱五分　地骨皮一钱

上水煎服。

短　气

成　短气者，气息而短促，似喘而非喘。喘则张口抬肩，短气只是气促不能相续，似喘而不抬肩，似呻吟而无痛也。有责为实者，有责为虚，有在表者，有在里者，治各有异。大抵短气为实，《要略》曰：短气不足以息者，实也。又水停心下，亦令短气，《要略》曰：食少饮多，水停心下，微者短气。

吴　因汗吐下后，元气虚弱，脉来微虚，气不能相接而短少者，以人参益气汤。凡阴证脉弱，沉细而迟，手足逆冷，面上恶寒如刀刮，口鼻之气难以布息而短者，宜四逆汤加人参主之。又食少饮多，水停心下，令人短气烦闷，茯苓甘草汤。

结　胸

心下痞，按之硬满而痛者，结胸也。按之硬满不痛者，痞气也。盖由当汗而反下之，正气为下所损，邪热乘虚入里，结于心下，为结胸也。或热微，下证未全，不任转泻而反下之，则里之微热虽除而表之热邪又至，虽不结胸亦成痞也。按之而痛，只心下硬，曰小结胸。不按而痛，胸连脐腹痛硬难近，曰大结胸。小结胸轻于大结胸而重于痞也，经谓但结胸无大发热证，为寒实结胸，诚非寒也，但热未甚尔。及夫脏结者，经谓：热结于脏则为病深，故云难治，若用凉剂而亦有生。又阳结者，热结于腑，则微而浅也。又留饮不散而成头汗，心下怔忡，无大热，脉沉潜及附骨者，积饮成水结胸也。又有不因误下而成结胸与痞者，此又失下及夫失汗而成者也，经谓：热已入里，久不攻之，亦至结实，名曰三死一生，是失下也。汗后热气传入心下而痞者，是失汗也。结胸固知当下，或脉浮大者又不可下，下之则死，是犹带表邪，未全结实故也。又结胸证悉具，加之烦躁者，亦不治也。夫药所以能逐邪者，必待胃气施布药力，始能温汗、吐下以逐其邪，邪气胜胃气绝者，安可为之。

戴　热实结胸，如仲景法治之。又寒实结胸，虽痛而无烦躁等证，此因下后虚逆，寒气独结，宜理中汤加枳实半钱、茯苓一钱，或枳实理中汤。又有水结胸，无大热证，头微汗出，宜小半夏茯苓汤。又有血结胸，手不可近，其人嗽水不欲咽，喜忘如狂，大便黑色，小便自利，宜犀角地黄汤。

陶　结胸乃下早而成，未经下者，非结胸也，乃邪传至胸中，未入于腑，证虽满闷，尚为在表，正属少阳为半表半里之间，宜小柴胡汤加枳壳。如未效，则以本方兑①小陷胸汤，一服豁然，其妙如神。脉来沉实有力，方结胸，急用大陷胸汤加枳、桔下之。

脏　结

脏结者，脏气闭结而不流布也。经曰：病人胁下素有痞，连在脐旁，痛引少腹，入阴筋者，此名脏结。详太阳寒伤营证。

痞

心下满硬而痛者，为实，为结胸。硬满不痛者，为虚，为痞气。不满不硬，但烦闷者，为支结。《保命集》云：脾不能行气于四脏，结而不散，则为痞。大抵诸痞皆热也，故攻痞之药皆寒剂。其有一加附子者，是以辛热佐其寒凉，欲令开发痞之怫郁结滞，非攻寒也。先发汗或下后，阳气虚，故恶寒汗出。太阳证云：发汗后恶寒者，虚也，此加附子，恐大黄、黄连损其阳也，非补虚也。

痞者关脉多沉，枳实理中丸、半夏泻心汤。关脉浮②者，三黄汤泻其肝。恶寒汗出，附子泻心汤。烦渴，小便

---

①　兑：原作"对"，据文义改。
②　浮：原作"沉"，据《活人书·七十七问》："关浮则结热，三黄以泻肝"改。

不利，五苓散。支结，柴胡桂枝汤。表未解下之，协热利，桂枝人参汤。痞硬噫气，旋覆代赭石汤。

吐 利

吐利无寒热头痛，为阴。吐利有寒热头痛，为阳。上吐下利，挥霍扰乱，曰霍乱。乃邪气饮食所伤，邪在中焦既吐且兼之下利，邪在上焦吐而不利，邪在下焦利而不吐，俱用正气散加半夏、生姜治之。吐利不止，理中汤。如其上下不通，腹痛甚而头痛、发热者，桂枝大黄汤。此邪不得出，壅塞正气，阴阳隔绝，为干霍乱，多死，先用吐法为良。

下 利

三阳下利身热，太阴下利手足温，少阴、厥阴下利身凉无热。

成 自利者，不因攻下而自泄泻也。有表邪传里，里虚协热而利者。有不因攻下而下之遂利者，皆协热也。又三阳合病皆作自利，有发表、攻里、和解之不同。且自利不渴者属太阴，脏寒故也。下利欲饮水者，有热故也，故大便溏、小便自可。与夫发热后重泄色黄赤者，皆为热也。自利小便色白，少阴病形悉具，与夫恶寒脉微，自利清谷者，皆有寒也。夫自利固多可温，然肠胃有积，结与下焦，客邪又非温剂所能止。必也或分利之，或攻泄之乃可也。又下利虽有表证不可发汗，以下利为邪气内攻，走津液而胃虚也。经曰：下利不可攻表，汗出必胀满是也。盖三阴自利居多，然①自利家身凉脉静为顺，身热脉大为逆，大抵下利脱气又为难治。盖邪胜正虚，邪壅正气下脱，多下利而死。《要略》曰：六腑气绝于外，手足寒；五脏气绝于内，利下不禁。

吴　凡自利者，有协热，有协寒。《原病式》曰：泻，白为寒，青黄红黑皆为热也。大抵泻利，完谷不化，色不变，有如鹜溏；或吐利腥臭，小便澄澈清冷，口无燥渴，其脉或沉细，或迟微无力；或身虽热，手足逆冷，恶寒蜷卧，此皆为寒也。凡热证则口中燥渴，小便或黄赤，或涩而不利，或所下如垢腻之状，其脉多数，或②浮、或滑、或弦、或大、或洪，或有邪热不杀谷，其物不消化者，当以脉证别之。

气上冲心

成　气上冲者，腹里气时时上冲也。此汗、吐、下后之疾，虽经下之邪犹在表故也。痞病气上冲咽喉，亦由误下吐汗而生。又有病如桂枝证，胸中痞气上冲咽喉，不得息，瓜蒂散。盖未经汗吐下作膈实，故宜吐也。

气冲心疼，吐蛔者，厥阴本病也。如气上冲不吐蛔者，为阳证；若冲咽不得息者，瓜蒂散主之。往来寒热

---

① 然：原作"热"，据《伤寒证治准绳》改。
② 或：原作"大"，据文义改。

者，奔豚。阴肿拘挛者，阴阳易。卒口噤者，刚痉。与汗吐下之后各有证治。

吐 蛔

蛔厥者，其人手足冷而吐蛔也。脏厥者死，阳气绝也。蛔厥虽厥而烦，吐蛔已则静，不若脏厥之躁无暂安时也。病人脏寒胃虚，蛔动上膈，闻[①]食臭出，因而吐蛔。舌燥口干，常欲冷饮，浸口不欲咽；蛔上，烦躁昏乱欲死，两手脉沉迟，足冷至膝；甚者连蛔并屎俱出，大便秘而不行，此证虽危，多可救治，宜加味理中安蛔散、乌梅圆治之。

戴　胃中冷必吐蛔，吐蛔人皆知为阴也，然亦有阳证吐蛔者。盖胃中空虚，既无谷气，故蛔上而求食，至咽而吐。又看别证如何，不可专以胃冷为说。脏厥，详厥阴证。

奔 豚

奔豚有二，皆坏病也。一由误汗所致，苓桂甘枣汤。一由误加烧针所致，桂枝加桂汤。动气者，脏气不调，筑筑然跳动，随脏所主而形见于脐之上下左右也。又有真气内虚，水结不散，与气[②]相搏，即发奔豚。以其气之冲突

---

① 闻：原作"间"，据《伤寒证治准绳》改。
② 与气：原作"气与"，据文义改。

如豚之奔，皆不可汗，通用理中汤去白术加桂。白术燥肾闭气，故去之；桂泄奔豚，故加之。一法用柴胡桂枝汤亦良。

厥　逆

四逆者，四肢不温。厥者，手足冷。夫邪在三阳则手足热，传到太阴则手足温，至少阴则逆而不温，至厥阴则为之厥，甚于逆也。盖自热至温而四逆至厥者，传经之邪也，四逆散主之。始得之便厥，是阴经受邪，阳气不足，四逆汤主之。按，凡言四逆、或言逆、言厥者皆为重证。若举四肢而言耳、言指头寒、言手足厥与逆、与冷者，皆为厥微。盖手之上为腕，腕上为臂，足之上为踝，踝之上胻也。其病之轻重浅深，皆寓于书法①之中，不可不审。

活　冷厥者，初得病日，便四肢逆冷，脉沉微而不数，足多挛卧，时恶寒或自引衣盖覆，不饮水，或下利清谷②，或清便自调，或小便数，外证多惺惺③而静，脉虽沉实按之迟而弱者，知其为冷厥也。四逆理中辈。热厥者，初中病必身热头痛，外别有阳证，二三日至四五日方发厥。兼热厥者，厥至半日却身热。盖热气深方能发厥，须在三四日后也。若微厥却发热者，热深故也。其脉虽伏按

① 书法：所书之法，即原书所立之法则、体例。
② 谷：原缺，据抄本补。
③ 惺惺：安静。《正字通》："惺，静也"。

之而滑者，为里热。其人或畏热，或饮水，或扬手掷足，烦躁不得眠，大便秘，小便赤，外证多昏愦者，知其热厥也，白虎承气汤随证用之。

又有下证悉具而见四逆者，是失下后血气不通，四肢便厥。大抵热厥须脉沉伏而滑，头上有汗，其手虽冷，时复指爪温，用承气下之，不可拘忌也。诸手足逆冷者，皆属厥阴，不可汗下。然有须汗、须下者，正谓手足虽逆冷，时有温时，手足掌心必暖，非正厥逆也，当消息之。

戴　阴阳二厥，惟阳易误。热厥虽手足冷而指甲却暖，不若寒厥病指甲俱冷，此辨阴阳要法。近有阳病自腰以上极热，两脚常冷，盖三阴脉上不至头，故头不痛。三阳脉下不至足，故足冷也。

吴　尸厥者，经言：少阴脉不至，肾气微，精血少，寒气上奔，促迫宗气，血结心下，阳气退下，热归阴股与阴相动，人之身不仁而为尸厥也。急刺期门、巨阙。昔扁鹊治虢太子尸厥，针三阳五会穴而愈。盖以阳脉下坠，阴脉上争，宗气聚而不通，上有绝阳之络，下有破阴之纽[1]，破阴绝阳之色以发，脉乱，故形静、厥冷、昏沉如死人之状，名曰尸厥，宜阴毒例中求之。经曰：伤寒脉微而厥，至七八日肤冷，其人躁无暂安时者，此为脏厥，宜四逆及灸法。

① 纽：原作"纫"，形近之误，据《史记·扁鹊仓公列传》改。张守节《史记正义》云："《素问》云：'纽，赤脉也'。"

振 战 栗

成　振者，耸动也。战者，战摇也。栗者，心战也。振轻而战重也，战外而栗内也。振者，责其虚寒则不至争，故至于振耸耳。战者，为正与邪争则股栗而战矣，战重于振而栗重于战也。战者，正气胜，栗者，邪气胜也，皆邪正气相争也。诸乘寒者则为厥，郁冒不仁，口急不能言，战而栗也。阴中于邪必内栗也，表气微虚里气不守，故邪中于阴也。

吴　凡振者，大抵气血俱虚，不能荣养筋骨，故为之振摇而不能主持也。

韩　汗下后战者与救逆汤，微减与羊肉汤，再投而战解。若阴气内盛，正气大虚，心栗鼓颔、身不战者，遂成寒逆，宜灸之或用大建中汤。

羊肉汤

当归　白芍　牡蛎炮，各一两　生姜二两　桂枝七钱半龙骨炮，半两　黑附子炮，四钱

上为粗末，每服一两，羊肉四两，葱白五寸去①黄心，同剉烂，以水五升，熬减一半，以来②，滤去滓，分三服。

---

① 去：原作"云"，据《伤寒证治准绳》改。
② 以来：以后。

筋惕内眴

《内经》曰：阳气者，精则养神，柔则养筋。发汗过多，津液衰少，阳气偏虚，筋肉失所养，故惕然而跳，眴然而动，非温筋助阳不可也，故特设真武汤以救之。或因发汗吐下后，表里俱虚而有此状者，此又逆治甚者也。

惊　悸

惊悸之别，杂病辨之甚明。伤寒中有单言惊，单言悸者，故两之。其兼言惊悸者，则少阳吐下一条而已。失惊，坏病也，由误下、火逆、温针所致，仲景之法，不过随其逆而治之。

成　悸，心忡也，筑筑惕惕然动，怔怔忡忡不能自安也。有气虚而悸，有停饮而悸，有汗下后而悸者，汗为心液，汗去心虚，故悸也。伤寒二三日，心悸而烦者，小建中汤。少阴四逆或悸者，四逆散加桂，是气虚而悸也。阳气内弱，心下空虚，故悸。饮水多，心下悸，是停饮而悸也。心为火而恶水，水既内停，心不自安，则为悸也。太阳病，发汗过多，叉手自冒心，心下悸者，太阳病。若下之身重，心下悸者，不可发汗。少阳病不可发汗，汗则谵语，此属胃，胃和则愈，胃不和则烦而悸。少阳病不可吐下，吐下则悸而惊。是数者皆汗下后夹邪而悸者也，其治或镇固之，或化散之。惟饮之为悸甚于他邪，虽有余邪必先治悸，何者，以水停心下，无所不入，侵于肺为喘嗽，传于胃为哕噎，溢于皮肤为肿，渍于肠间为利，治不可缓也。故经曰：厥而心下悸，宜先治水，与茯苓甘草汤。后治其厥，厥病甚重，犹先治水，况病之浅者乎。

舌　苔

　　成　舌者，心之官，法应南方火，本红而泽。伤寒三四日已后，舌上有膜白滑如苔，甚者或燥涩黄黑，是数者热气浅深之故也。邪气在表者，舌上即无苔，及邪气传里，津液搏结，则舌上生苔矣。寒邪初传，未全成热，或在半表，或在半里，或邪气客于胸中者，皆舌生白苔而滑也。经曰：舌上白苔者，以丹田有热，胸上有寒，邪初传入里也。阳明病，胁下硬满，不大便而呕，舌上白苔者，可与小柴胡汤，是邪在半表半里也。太阳病若下之，则胃中空虚，客气动膈，心中懊憹，舌上苔者，栀子豉①汤主之，是邪客于胸中也。若病在脏，宜若可下，如舌上滑苔者，则不可攻，是邪未全成热，犹带表寒故也。及其邪传为热，则其舌之苔不滑而涩也。经曰：伤寒七八日不解，热结在里，表里俱热，时时恶风，大渴，舌上干燥而烦，欲饮水数升者，白虎加人参汤主之。是热耗津液，而滑者已干也。若热聚于胃则为之舌黄，是热已深矣。《要略》

---

　　①　豉：原作"鼓"，形近之误，据文义改。

曰：舌黄未下者，下之黄自去。若舌上黑色者，又为热之甚矣。《针经》曰：热病口干，舌黄黑者死。盖肾水克心火也。

陶　伤寒舌上生苔，不拘滑白黄黑，用井华水浸青布片洗净后，用生姜切作片子，时时浸水刮擦之，其苔自退。又舌吐不收，用冰片少许，掺舌上即收。

小便不利

小便不通者，邪气聚于下焦，结而不散，甚则小腹硬满而痛，此小便不通也。大抵有所不利者，利之①，取其渗利也。若引饮过多，下焦多热，或中湿发黄，水饮停滞，皆以利小便为先。惟汗后亡津液胃中干，与阳明汗多者，则以利小便为戒。设或小水不利而见头汗出者，乃阳脱关格之病笃矣。

成　小便不利有数种，被下而小便不利，津液耗于内也。因汗而小便不利者，津液亡于外也。发黄与痓，及夫热病小便不利者，热郁所致。风湿相搏与夫阳明中风，其小便不利，寒邪所乘，其小便难者，亦多由汗下而然。

活　阴证小便不利，手足厥冷，脉微细者，不宜服利小便冷滑药，但服返阴丹，并取脐下石门穴灸之。

---

① 利：原作"行"，据文义改。

吴　凡伤寒小便不利，当分六经治之。太阴、少阴详本条。太阴腹满自利，小便不利，无热脉沉者，理中汤合五苓散，更加厚朴、木香，分利其小便而大便自止。厥阴寒闭，厥冷、脉伏、囊缩入腹、小便不利，宜四逆汤、通草、茯苓；若阴虚火动，小便赤涩不利者，加木通、生地、知母、黄柏。凡内热盛，大便不通，小便赤涩不利者，八正散治之。凡不渴、小便不利者，热在血分也，宜知母、黄柏、生地之类。夫膀胱为津液之府，气化而能出也。若汗多者，津液外泄，小便因少，不可利之。又小便自利，不可妄利之，恐引热入膀胱，则变蓄血又为害也。经曰：虚则小便难。阴虚者，阳必凑之，由膀胱受热，致小便赤涩而不流利也。

赵　有汗多亡阳，津液不足，小便难者，还以桂枝加附子汤证属之，不得均谓之阴虚阳凑为有热也。

八正散

瞿麦　萹蓄　车前子　滑石　甘草炙　山栀仁　木通
大黄面裹煨，去面，切，焙

上为散，每服二钱，水一盏，入灯心，煎至七分，去滓，温服，食后，临卧。

小便自利

成　小便自利，有在表者，有在里者，有热而利者，有寒而利者，六经俱有之证。小便数者，三阳有在表者，有在里者，三阴并无小便数之证。

陶　小便自利者，为津液偏渗，大便必硬，宜下之。太阴当发身黄，其小便自利者，则湿热内泄，不能发黄，惟血证小便急而如狂，小水自利者，肾与膀胱虚而不能约制水液，二者皆小便自利。若肾与膀胱虚而夹热，热则水道涩，水道涩则小便不快，故涩淋而数起也。若自汗而小便数者，虽有表证不可用桂枝，谓亡走津液也。

吴　凡小便数者，频欲去而不多也。太阳、阳明，治各有条。凡肾虚有热，小便频数者，清心莲子饮或人参三白汤，加知母、黄柏、麦冬、石莲肉之类。或滋补丸亦佳，或补中益气加知母、黄柏、生地黄、麦冬主之。

遗　溺

吴　凡遗尿者，小便自出而不知也。其热甚神昏遗尿者，为可治。若阴证下寒逆冷、遗尿、脉沉微者，多难治，宜附子汤加干姜、益智子以温其下也。若厥阴囊缩、逆冷、脉微遗尿者，四逆加吴茱萸汤温之，阳不回者死。凡伤寒汗下后热不解，阴虚火动而遗尿者，以人参三白汤加知母、黄柏；或补中益气汤加知母、黄柏、麦冬、生地、五味之类主之。若狂言直视、谵语遗尿者，此为肾绝。盖肾与膀胱为表里，肾虚则膀胱之气不约，故遗尿也，要在滋补膀胱之气也。东垣谓溲便遗失为肺金虚，又当补肺气也。

清心莲子饮 治热在气分，烦躁作渴，小便赤浊淋沥，或阴虚火盛，口苦咽干，烦渴微热。

石莲肉　白茯苓　甘草炙　黄芩　麦门冬　地骨皮　车前子炒　黄芪　人参等分

上咬咀，水煎服

衄

成　衄者，鼻中出血也。杂病衄血在里，伤寒衄血在表。

海　仲景言衄不可发汗者，盖为脉微也。若浮紧者，麻黄汤；浮缓者，桂枝汤。脉已微，二药不可用，《活人》以黄芩芍药汤、犀角地黄汤主之。不止，茅花汤。

戴　古论鼻衄属太阳经，风、寒皆有之，既衄而表证仍在，于寒当用麻黄汤，于风当再用桂枝汤。且谓发烦、目瞑极者，必衄。既发烦目瞑，岂纯是太阳。盖阳明之脉循鼻，是太阳侵入阳明汗下俱难，若衄已而热不退者，惟升麻葛根汤、败毒散、阳旦汤为稳。衄而烦渴，饮则吐水，先服五苓散，次服竹叶石膏汤。大衄不止，宜茅花汤或黄芩芍药汤加茅花一撮。若少阴初得病，医误以正发汗之法致迫血动经，妄行而衄，其血非独出于鼻，或从口中，或从耳目。又有阳陷入阴，四肢厥逆，医见其①厥，谓寒邪在表，从而汗之，当下反汗，以致动血，是谓下厥上逆，为难治。《活人》以当归四逆汤，要知汗不出彻为阳之衄，误②发其汗为阴之衄，二者大不同也。

陶　伤寒衄血，或成流久不止者，将山栀炒黑色为细末，吹入鼻内，外用水湿草纸搭于鼻中，其血自止。须分点滴成流者，其邪在经，不在此法。

吴　大抵吐血、衄血，脉滑小者，生；脉实大者，死。或吐或衄后，脉微者易治。若热反盛，脉反急数者，死也。若衄而头汗出，或身上有汗不至足者，乃难治。

犀角地黄汤　治伤寒应发汗而不发汗，内有瘀血，鼻衄、吐血、面黄、大便黑，此方主消化瘀③血。

芍药一两　生地黄一两半　牡丹皮④二钱　犀角二钱半

上㕮咀，每服五钱，水一盏半，煎取一盏。有热如狂者，加黄芩一两。其人脉大来迟，腹不满自言满者为无热，不用黄芩。

茅花汤

治鼻衄不止。用茅花尖一把⑤，以水三盏，浓煎汁一盏，分二服即瘥。无花，以根代之。

---

① 其：原作"共"，据文义改。
② 误：原脱，据《伤寒证治准绳》补。
③ 瘀：原脱，据《伤寒证治准绳》补。
④ 皮：原脱，据《备急千金要方》犀角地黄汤补。
⑤ 把：原作"杷"，据《伤寒证治准绳》改。

吐　血

成　杂病吐血、咯血责为实邪，伤寒吐血、咯血皆由误汗下并火逆而致，诚非寒病热之微甚者也，是为坏病，宜随其逆而调之。少阴证误汗，使血从耳目口鼻出者，名阴血，多不治，此与鼻衄阳血不同。

便　脓　血

便脓血，热病也。其在太阳者，误发淋家汗因便血，猪苓汤，此坏病也，由小便淋沥所致，故利其小便而愈。阳明病下血谵语，此热入血室，刺期门以散热也。无表里证，因下后协热便脓血，热势下流故也。其在下利便脓，又有至四五日，腹痛便脓血，治以桃花汤。成氏释为里寒，非也。桃花汤虽犯①干姜，然分两最微，赤石脂、粳米居多，盖调正气、涩滑脱，佐用辛以散之之义。又八九日一身尽热，必便血也。又便脓血者，可刺厥阴。又伤寒先厥后热，必便脓血。又厥少热微，后必便血。又下利脉数而渴，必圊脓血。是数者，皆传经之热邪也。各随其轻重，或用微凉，或用疏导，无不愈者。误用辛热，罔或得痊。

---

① 犯：抵触。《玉篇》："犯，抵触也"，此谓便脓血为热邪所致，而用干姜辛热之物，有所抵触也。

热入血室^①

冲脉为血海，即血室也。男女均有之，男子下血谵语，妇人寒热似疟，皆为热入血室，迫血下行，则为协热而利。夹血之脉，乍涩乍数，或沉或伏，血热交并则脉洪盛，大抵男多在左手，女多在右手见之也。又有阴寒为病，下利脓血者，乃下焦虚寒，肠胃不固，清浊^②不分故也。二者，一为血热，一为血寒，临病宜详审之。

吴 《要略》云：阳证内热，则下鲜血；阴证内寒，则下紫血如豚肝也。且夫阳证脉数而有力者，为实热，苦寒之药可投。数而无力者，虚热，当甘温养血药中少佐寒药可也。若阴证则脉迟而有力者，为有神，可治；无力者，难治也。凡下利脓血、身热、脉大者为难治；身热脉小者，为易治也。

蓄　血

身黄如狂，屎黑喜忘，皆蓄血证也。许学士云：血在上则喜忘，在下则发狂。

陶 以手按之，小腹若痛而小水自利，大便黑兼身黄、谵语、燥渴、脉沉实者为蓄血，桃仁承气汤下尽黑物则愈。若按之小腹胀满不硬痛，小水不利，则溺涩也，五

---

① 热入血室：原连正文而刻，据文义当为标题，今乙正。
② 浊：原作"独"，据文义改。

苓散加减利之。不可大利，恐耗减津液也。若按之小腹绕脐硬痛，渴而小水短赤，大便实者，有躁屎也，大承气汤下之。

海　血证，古人用药虽有轻重之殊而无上下之别，今分作上中下三等，以衄血、呕血、唾血、吐血为上部；血结胸中为中部；蓄血下焦为下部。夫既有三部之分，故药亦当随其轻重也。按犀角地黄以治上血，如吐血、衄血是也。桃仁承气汤以治中血，如蓄血中焦，下利脓血之类是也。抵当汤丸治下血，如血证如狂之类是也。

卷之七

身　黄

成　湿热俱甚，则发身黄。伤寒至于发黄，为病亦已甚矣。邪风被火，两阳相熏，其身必黄。阳明病，被火，额上汗出，小便不利，必发身黄，此皆由内热被火发黄者也。阳明病，无汗，小便不利，心中懊憹，必发黄者，由阳明热盛而发黄也。伤寒已，身目为黄，以寒湿在里不解故也，此不可下，宜于寒湿中求之。是知非特湿热发黄也，但寒湿则身如熏黄色，色黯而不明也。热甚之黄，黄如橘色，出染着衣，正黄如柏也。大抵黄家属太阴，太阴为湿热蒸之而致也。亦或脉沉结，少腹硬，小便自利，其人如狂者，又为蓄血在下焦使之黄也。发黄非止寸口近掌无脉、鼻气出冷为不治之证。又若形体如烟熏，直视摇头为心绝；环口黧黑、柔汗、发黄为脾绝，是皆不治之证也。

娄　身黄，小便自利，小腹硬而狂，大便黑者为蓄血，则宜抵当汤下之。若小腹不硬，其人不狂，大便不黑者，虽小便利，非蓄血也。其为证有三：一者栀子柏皮汤，二者麻黄连轺赤小豆汤，皆治身黄、小便利而身不疼者，海藏所谓干黄是也。三者桂枝附子汤去桂加白术汤，皆治身黄、小便利而一身尽痛者，《活人》所谓中湿是也。

赵　瘀热发黄与瘀血发黄外证及脉末尝相似，且如头汗出剂颈而还，腹微满，小便不利，渴饮水浆为瘀热证。小腹急结，其人如狂，小腹硬满，小便不利，大便黑瘀为血证。此外证之不似也。瘀血脉微而沉，或沉结；瘀热脉则浮滑紧数，此脉状之不相似也。

阴黄　身冷汗出，脉沉而黄为阴黄，乃太阴中湿，亦有体痛发热者，身如熏黄终不如阳黄之明如橘子色也。当叩其小便之利与不利。自利，术附汤；小便不利，大便反快者，五苓散。

海　治发黄，小便不利，烦躁而渴者，茵陈茯苓汤，即茵陈蒿汤加茯苓、猪苓、滑石、当归、官桂。

治发黄，烦躁，呕喘不渴者，茵陈橘皮汤，即茵陈蒿汤加陈皮、白术、生姜、半夏。

治发黄，四肢遍身冷者，茵陈附子汤，即茵陈蒿汤加附子、甘草。治发黄，肢体逆冷，腰上自汗者，茵陈四逆汤，即本方加干姜、甘草。治发黄，冷汗不止者，茵陈姜附汤，即本方加附子、干姜。

治发黄，服姜、附诸药未已，脉尚迟者，茵陈吴茱萸汤，即本方加吴茱萸、附子、干姜、木通、当归。

本事瓜蒂散　治头中湿热发黄疸。

瓜蒂二十个　赤小豆　黍米各十四粒

上为细末，如豆大，纳鼻中，缩入，当出黄水，慎不可吹入。

身　肿

肿[1]有三证，太阳风湿相搏身微肿者，宜治湿；阳明中风耳前后肿者，宜刺；大病瘥后，腰以下肿者，宜利小便。

足　蜷

成　蜷者，屈缩不伸是也，皆阴寒之极。其在阳经见是证者，虽有表证，亦宜温经，桂枝、附子是也。况在三阴里寒、下利、厥逆者乎，四逆之类其可缺诸。若有阴无阳者，为不治。

四肢拘急

成　拘急者，拘强难以屈伸也。凡见是证，皆阴寒所致，寒主收引故也。仲景之法，虽太阳表证及风湿相[2]搏而见挛急者，亦处以桂枝加附子汤、甘草附子汤之类。况阴经里病、霍乱之候，四逆之类，其可缺诸。

① 肿：原脱，据抄本补。
② 相：原脱，据抄本补。

瘛疭

吴　瘛疭者，一缩一伸，手足相引，搐弱不已。瘛者，筋急而缩。疭者，筋缓而伸。骆龙吉言：心主脉，肝主筋，心属火，肝属木，火主热，木主风，风火相扇则为瘛疭也。若夫不因汗下后所生者，当平肝木、降心火，佐以和血脉之剂主之，如羌活、防风、黄芩、柴胡、黄连、芍药、生地黄、当归、川芎、天麻之类。若兼有痰者，必加竹沥、天南星、半夏。如风邪急搐，须加全蝎、僵蚕之类。若伤寒曾经汗下后，多日传变而得此证者，为病势已甚，多难治①也。盖因虚极生风所致，须用小续命汤或大建中汤增一二味主之。凡伤寒汗出露风则汗不流通，遂变筋脉挛急、手足搐搦者，宜牛蒡根散主之。又风温被火，微发黄色，剧如惊痫，时发瘛疭者，宜萎蕤汤主之。若瘛疭，戴眼反折绝，汗乃大出如贯珠，著身不流者，此太阳终也，不可治。又有四肢瘈习②，动而不止，似瘛疭而无力抽搦者，此为肝绝，盖汗下后变生此证者多死。凡用小续命，有汗去麻黄，无汗去黄芩。

小续命汤

麻黄去节　人参　防己　官桂　黄芩　杏仁去皮尖，焙

---

① 治：原本残，据抄本补。
② 瘈习：谓病人手足出汗且颤抖。

白芍　芎䓖　甘草炒，各一两　防风一两五钱　附子炮，五钱

上剉散，每服三钱，姜五片，枣二枚，水煎，温服。

牛蒡根散

牛蒡根十段　麻黄去节　川牛膝　天南星各六钱

上细剉，于石器内入好酒一升同研，另用炭火半秤烧黄土地坑令通赤，去火扫净，投药坑内，再用炭火烧令黑色，取出研为细末，每服一钱，以好酒温热调下，日三服效，外以百草膏贴之良。

痓①

痓者，先太阳中风重感于寒，无汗为刚痓，寒能涩血也。中风重感于湿，有汗为柔痓，风能散气也。俱身热足寒，头项强急，恶寒，头面赤，目睛赤，独头摇，卒口噤，背反张，手足挛搐，皆痓病也。伤风头痛常自汗出而呕，若汗之必发痓。大发湿家汗亦痓。新产血虚汗出当风亦成痓，若脉沉迟、或紧、或散，于外搐者皆死证也。

直　视

成　直视者，视物而睛不转动也。五脏六腑之气，皆上注于目而为之精。五脏血气调和，精气充荣，则目和而

---

① 痓："痉"之误字，详见《金匮玉函要略辑义》。本书"痓"、"痉"俱见，俱因出自不同文献，为保持本书及引用文献病名原貌，今不予改动。

明矣。邪气壅盛，冒其正气，则神识不慧。脏精之气不上荣于目，则目为之直视。伤寒直视，邪气已极，证多难治，经曰：衄家不可发汗，汗则额陷，脉紧急，直视不能眴。以亡血家肝气已虚，木气已弱，又发汗亡阳，则阴阳俱虚所致也。此虽逆未为甚。又直视与目中不了了形证相近，一可治，一不可治也。

吴　目中不了了，能视物，但见一半而已，有所谵妄而胡言是也。若内实不大便者，宜下之；内虚者多，难治也。

反　能　食

成　除中者，脏寒应不能食，今反能食者是也。有二证，悉属厥阴脏寒，详本条。经曰：三阳尽，其人反能食，不呕，为三阴不受邪。

腹　鸣

成　腹中雷鸣有二证，坏病也。其一由伤寒反下之而致者，甘草泻心汤，以误下损阴故耳。其一由伤寒汗出解之而生者，生姜泻心汤，以误汗损阳而然，盖用此汤以复阴阳之气耳。

囊　缩

扁鹊曰：舌卷囊缩者死。孙真人曰：阴阳易病，卵缩则舌吐出死。凡囊缩有热极而缩者，宜下。有冷极而缩者，宜急温之。

海　厥阴证者，烦满囊缩，大小便不通，发热引饮，四肢厥逆而爪甲青。大小便不通，地道塞也。邪气在里，宜温之、下之。大小便俱通，地道不塞，不发渴，不引饮，邪不在里，宜温之、灸之。则里外相接，以复阳①气，宜正阳散。

活　伤寒六七日，烦满囊缩，其脉尺寸俱微缓者，足厥阴肝经受病也。厥阴病，其脉微浮为欲愈，不浮为未愈，宜小建中汤。脉浮缓者，必囊不缩，外证必发热、恶寒似疟，为欲愈，宜桂枝麻黄各半汤。若尺寸俱沉短者，必是囊缩，毒气入腹，宜承气下之，可保五生一死。若第六七日传厥阴，脉得微缓、微浮，为脾胃脉也。故知脾气全不受克，邪无所容，荣卫将复，水升火降，则寒热作而大汗解矣。

正阳散

麝香一钱，细研，性辛温，治腹急、满痞、风毒　干姜炮　甘草炙，各二钱半　附子一两，炮，性辛咸温，治风利窍，疗腹满囊缩　皂荚二两，酥炙，去皮弦，性咸温

上为细末，每服②二钱，白汤调，温服。

---

① 阳：原作"扬"，据文义改。
② 服：原作"腹"，据文义改。

阳　毒

论曰：阳毒之为病，面赤斑斑如锦纹，咽喉痛，唾脓血，五日可治，七日不可治，升麻鳖甲汤主之。夫邪在阳经，久而炽盛，淫于荣卫，搏结于胃，上干咽喉。热盛于上焦而肝脾之阴不交，故面赤喉痛；阳经热盛，心火并之，心主血，故唾脓血。

阳毒之证，初受病时，所加邪毒深重，加以当汗失汗，当下失下，或吐下后邪热乘虚而入，误服热药，使热毒散漫，如抱薪救火，无不延燎。至于六脉沉实，舌卷焦黑，鼻中如烟煤，身面锦斑，狂言直走，逾垣上屋，登高而歌，弃衣而走，皆其证也。

活　阳毒表者，阳毒升麻汤、黑奴丸；里者大黄散。

升麻鳖甲汤 《金匮》

升麻二两　当归一两　蜀椒炒去汗，一两　甘草二两　鳖甲炙，手指大一片　雄黄研，半两

上六味，以水四升，煮取一升，顿服之，老少再服取汗。热搏气血不可直折，故以升麻、生甘草升散热毒为君，而以雄黄解毒为臣，鳖甲、当归以理肝阴为佐，蜀椒导热其为使也。

阴毒去雄黄、蜀椒。夫阴毒虽阴，有阴燥之气，则温之无益、攻之鲜济，故去椒、雄，但以鳖甲走肝和阴以止痛，升麻、甘草从脾升散以化其寒。

阳毒升麻汤

升麻　犀角　射干　黄芩　人参　甘草等分

上咬咀，水煎服，食顷再服，温覆，手足出汗解，不解重作。

阳毒栀子汤　治阳毒发热，百节疼痛。

升麻　黄芩　杏仁　石膏各二钱　栀子　赤芍药　知母　大青各一钱　甘草五分　柴胡一钱半

上咬咀，每服半两，姜五片，豉①百粒同煎

大黄散　阳毒未解热在内，恍惚如狂。

大黄一两半　桂心七钱半　甘草炙　芒硝　大腹皮　木通各一两　桃仁

上咬咀，水煎服，以利为度。

黑奴丸　治时行病六七日未得汗，脉洪大或数，面赤目痛，身体大热，烦躁、狂言欲走，大渴甚。又五六日已上不解，热在胸中，口噤不能言为坏伤寒，医所不治。或人精魄已竭，心下尚暖，拨开其口，灌药下咽，即活。兼治阳毒及发斑。

麻黄去节，三两　大黄二两　釜底煤研　黄芩　芒硝　灶突墨　梁上尘　小麦奴各一两　小麦未熟时，丛中不成麦，捻之成黑勃②是也

---

① 豉：原作"鼓"，形近之误，据《伤寒证治准绳》改。

② 勃：粉末。

上为末，炼蜜丸，如弹子大，新汲水下一丸，须臾①，当寒，寒竟汗出便瘥。若无汗，再服，须微利效，此药若非大②渴躁盛，服之为祸。

水渍法

脉洪大，内外结热，舌卷焦黑，鼻中如烟煤，以水渍布，稍援去水③，叠数重，搭于胸上，须臾蒸热如煎，换新水，数十易。热甚者，置病人于水中，势才退则已，亦一良法也。

阴　毒

论曰：阴毒之为病，面目青，身痛如被杖，咽痛，五日可治，七日不可治，升麻鳖甲汤去雄黄、蜀椒主之。夫寒邪直中阴经于肾，浸淫于肝脾、面目者，肝脾之精所及，故色寒。侵肌④肉，故身痛。少阴上至咽，故内有伏寒咽必痛。咽虽属阳，痛甚则气相应也。又详后阴证发斑。

阴毒甘草汤《活人》　　治伤寒时气，初得病一二日便结成阴毒，或服药后六七日已上，至十日便成阴毒，身重、背强、腹中绞痛、咽喉不利、毒气攻心、心下坚强、

---

① 臾：原作"史"，据文义改。
② 大：原作"夫"，据抄本改。
③ 援去水：拧去水之意。《荀子·性恶》"不肖者敢援而去之"，杨倞注"援，牵引也"。
④ 肌：原作"饥"，据文义改。

短气不得息、呕逆、唇青、面黑、四肢厥冷、其脉沉细而疾、身如被杖、咽喉痛，五六日可治，七日不可治。

甘草_炙 桂枝 升麻 当归_{各五钱} 雄黄_{二钱半} 蜀椒_{去闭口者，炒去汗及子，五钱} 鳖甲_{酥炙，一两半}

上㕮咀，水煎服，如人行五里许，更进一服，覆取汗，毒从汗出即愈。若未汗，再服。

许 阴毒本因肾气虚冷，因欲事或食冷物后伤风，内既伏阴，外又感寒，或先感外寒而后伏阴，内外皆阴，则阳气不守，遂发头痛，腰重，腹痛，眼睛疼，身体倦怠而不甚热，四肢遂冷，额上及手背冷汗不止。或多烦渴，精神恍惚如有所失，或可起行不甚觉重，诊之则六脉俱沉细而疾，尺脉短小，寸口或无，六脉若俱浮大，或沉取之大而不甚疾者，非阴证也。若服凉药过多，则渴转甚，躁转急，有此证者，急服还阳退阴之药即安。惟补虚和气而已，不宜发汗。如气正脉大，身热瘥，用药发汗无妨。有初得病四肢逆冷，脐下筑痛，身疼如被杖，盖阴证也。急服破阴、来复①等丹，其脉遂沉而滑。沉者，阴也，滑者，阳也，病虽阴证而见阳脉，有可生之理，仍灸气海、丹田百壮，手足温温阳回，得汗而解。

吴 或问：阴毒伤寒用附子冷服何也？此盖阴极于下，阳浮于上之治法也。予曾治一人，伤寒十余日，脉沉

---

① 复：原作"腹"，据下文之"来复丹"改。

细，手温而足冷，大便不通，面赤，呕烦渴，药不能下，惟喜凉水一二口，或西瓜一二块，食下良久而复吐出，此阴寒于内，逼其浮阳失守之火聚于胸中，上冲咽嗌，故为面赤、呕烦也。遂用大附子一枚，炮，人参三钱，干姜，炮，水煎，浸于冷水中，冷与之即愈。若夹阴伤寒，先因欲事伏阴于内，却又着寒，内外皆阴，阴气独盛，则阳气以衰，故脉沉而足冷也。必须急用人参健脉以益元气为主，佐以附子温肾经，散寒邪，以退阴而回阳也。若舍此二味不用，将何以救之哉。

正元散 治伤寒如觉风寒吹着，四肢头目骨节疼痛，急服此药，如人行五里许，再服，连进三服，出汗立瘥。若患阴毒伤寒，入退阴散五分同煎，或伤冷，伤食，头昏，气满及心腹诸疾服之良。

麻黄去节，倍① 陈皮 大黄生 甘草 干姜 肉桂 芍药 附子 吴茱萸减半 半夏制，各等分

上吹咀，同为末，每服一钱，水一盏，姜三片，枣一枚，煎七分，热服②，以衣被盖覆取汗，切须候汗干去之。如阴毒不可用麻黄，免更出汗。

退阴散 治阴毒伤寒，手足逆冷，脉沉细，头痛腰重，连服三次。小小伤冷，每服一字，八正元散同煎，

---

① 倍：《本事方》《阴证略例》《伤寒证治准绳》引该方加减法云："右咀，麻黄加一半，茱萸减一半"，盖为"倍"字之意。

② 服：原作"覆"，据文义改。

入盐一捻。阴毒伤寒，咳逆，煎一服，细细热呷①，病止。

川乌　干姜_{等分}

上为粗末，炒令转色，放冷，再捣为细末，每服一钱，水一盏，盐一捻，煎至半盏，去滓，温服。

五胜散　治伤寒头痛，壮热，骨节疼痛，昏沉困倦，咳嗽，鼻塞，不思饮食，兼治伤寒夹冷气，并慢阴毒神效。

白术_{一两半}　甘草　五味子　石膏_{各一两}

上哎咀，每服五钱，水一盏，入盐少许，同煎服。如冷气相夹，入枣、姜煎，或治阴毒病入艾叶。

白术散_海　伤寒心闷，烦躁，四肢厥冷。

川乌_炮　桔梗　附子_炮　白术　细辛_{各一两}　干姜_{炮,}
半两

上哎咀，或末之，白汤调下一钱匕。

附子回阳散_{《良方》}　治阴毒伤寒，面青，四逆，及脐腹疠②痛，身体如冰，并一切卒暴冷气。

附子二枚，炮裂，去皮脐，捣为细末。每服三钱匕，取生姜自然汁半盏，冷酒搅匀服，更以冷清酒一盏送下，相次③更进一服，良久脐下如火，偏身和暖为度。

---

① 呷：原作"呻"，据《阴证略例》改。《说文》："吸，呷也"。
② 疠（jiǎo，脚）：病也。
③ 相次：次第。《周礼·考工记》："赤与黑相次也"。郑玄注："此言画缋六色所象，及布采之第次"。

《活人》治阴虚阳脱，体冷无脉，气息欲绝，不省人事，及伤寒阴厥，百方不效者。用葱以索缠如肾大，切去根及叶，惟存白，长二寸许，如大饼样，先以火熁①一面，令通热，勿令着火，乃以热面熨脐上，又以熨斗满贮火熨之，令葱饼中热气郁入肌肉内，须更作三四饼，一饼坏不可熨，又易一饼，良久病人当苏，手足温，有汗即瘥，更服四逆汤，以温其内。

海　治阴证诸药不效，并汤水不下，身冷脉绝，气息短，不知人，用葱白熨法。又不若用酽醋拌麸皮炒热，注布袋中，蒸熨之，比上法尤速。

破阴丹　伤寒阴中伏阳。

硫黄　水银各一两　陈皮　青皮各半两

上将硫黄先入铫子内镕化，次下水银，用铁杖子打匀，令无星，倾入黑茶盏细研，入二味末，面糊丸，桐子大，每服三十丸。如烦躁，冷盐汤下。

霹雳散　治伤寒阴胜隔阳，其人必躁热而不欲饮水。

上用附子一枚，烧存性，为末，作一服，蜜水调下而愈。此逼散寒气，然后热气上行而汗出乃愈。

一方用雄鸡血滴入无灰热酒内饮之，温覆取汗。

来复丹《和剂》　治上盛下虚，里寒外热，伏暑泄泻如水。

---

① 熁：原作"胁"，据《活人书》改。《集韵》："熁，火迫也"，此用为火烤之意。

硝石一两，同硫黄为末，入磁碟内，以微火炒，用柳篦搅，不可火太过，恐伤药力，再研极细，名二气末　太阴玄精石研飞 舶上硫磺透明者，各一两　五灵脂水澄去砂，晒干　青皮去白 陈皮去白，各二两

上为五灵脂共橘皮为末，次入玄精石末及前二气末拌匀，好醋打糊为丸，豌豆大，每服三十丸，空心米饮下。

发　斑

赵　愚详仲景论无发斑证治，但华佗云：热毒未入于胃而下之，胃虚热入，烂胃。又热已入胃，不以时下之，热不得泄，亦胃烂。其斑如鸡头大，微隐起，喜着两胁。王仲弓[①]云：或服热药多亦发斑，微者赤，五死一生，剧者黑，十死一生，皆用白虎加人参汤，一名化斑汤，及阿胶大青汤。

吴　凡发斑有六：一曰[②]伤寒发斑，盖因当汗不汗，当下不下，热蕴于胃中。大抵鲜红起发者吉，虽大亦不妨，但忌稠密成片紫色者，为难治，杂黑者为尤难也。凡斑既出须得脉洪数有力，身温足暖者易治；若脉沉小，足冷，元气弱者，多难治。凡斑欲出未出之际，且与四味升麻汤先透其毒，若脉弱者倍加人参，食少大便不实

---

①　王仲弓：名实，字仲弓，生卒无考，宋代名医，著有《伤寒证治》。
②　曰：原作"日"，形近之误，据文义改。

者，倍用白术主之。若斑已出，则不宜再升发也。又不可汗，汗之更增斑烂。又不宜早下，下之则斑毒内陷也。如脉洪数、热盛烦渴者，以人参化斑汤。若消斑毒，或以犀角玄参汤、大青四物汤之类。如热毒内甚，心烦不得眠，错语呻吟者，以黄连解毒汤加玄参、升麻、大青、犀角之类。热甚烦渴、喘咳者，解毒合化斑汤。若斑势稍退，内实不大便、谵语有潮热者，大柴胡汤加芒硝，或调胃承气汤下之。如未可下，有潮热烦渴者，且与小柴胡汤去半夏，加黄连、山栀、黄柏、瓜蒌根主之，或加大青亦可。

二曰时气发斑，乃天疫时行之气也。人感之则憎寒、壮热、身体拘急，或呕逆、喘嗽，或胸中烦闷，或燥热起卧不安，或头痛鼻干、呻吟不得眠，此皆斑候也。易老曰：凡大红点发于皮肤之上者，谓之斑；小红靥行于皮中不出起者，谓之疹。盖疹轻而斑重也。凡治例，必察病人元气虚实，脉之有力无力为主。治脉微弱元气虚者，必先以三白汤倍加人参以助真气。次察斑欲出未透者，以升麻葛根汤主之；如胃弱人虚者，以四君子汤合而名之曰升君汤也。若斑不透者，《直指方》加紫草茸亦佳。若斑疹初出，有表证憎寒壮热，头痛，骨节疼，四肢拘急，胸中闷者，以三因加味羌活散主之，或加紫草亦可。若斑出稠密，或咽喉不利者，犀角消毒饮、玄参升麻汤之类主之。凡斑出脉数，大烦渴者，人参化斑汤主之。若发热或潮热不解者，以小柴胡汤增①损用之，或人参败毒散皆可出入用之。凡斑出而呕逆者，必用陈皮、半夏、生姜、黄连之类。若喘嗽不止者，必用知母、贝母、瓜蒌仁、黄芩、石膏之类。若咽痛者，必用连翘、牛蒡子、黑玄参、升麻、苦桔梗、甘草之类。若斑出而毒盛者，必用犀角、大青、玄参、黄连、黄芩、黄柏、山栀、石膏、知母之类主之也。凡斑已出未出之时，不可更投凉剂，恐伤胃气先作呕吐也。又不可汗下虚其表里之气，其害尤甚也。若脉弱者，必先有房事，要在审问之。如有夹阴者，以先助真气为要也。

三②曰温毒发斑者，《活人》云：初春，病人肌肉发斑，隐疹如锦纹，或咳，心闷，但呕者是也。冬时触冒寒毒，至春始发，初病在表，或已汗吐下而表证未罢，毒气未散，以此发斑，宜用黑膏主之。又有冬月温暖，人感乖戾之气，冬末即病，至春或被积寒所折，毒气不得泄，至天气暄暖，温气始发，则肌肉斑疹如锦纹而咳，心闷，但呕有清汁，宜用葛根橘皮汤主之。

四曰阳毒发斑者，其候狂言下利，咽痛面赤，斑出如锦纹者，以阳毒升麻汤、大青四物汤、人参化斑汤、栀子仁汤之类选用之。

五曰内伤寒者，此因暑月得之，先因伤暑，次食凉

---

① 增：原作"憎"，据文义改。
② 三：原缺，据前后文义补。

物，并卧凉处，内外皆寒，逼其暑火浮游于表而发斑也。海藏治完颜小将军病寒热间作，有斑三五点，鼻中微血出，两手脉沉涩，皮肤按之殊无大热，此内伤寒也，与调中汤数服而愈。凡夹暑者加香薷、扁豆主之。

六日阴证发斑，《略例》曰：阴证发斑，亦出胸背手足而淡红也。此人元气素虚，或先因欲事内损肾气，或误服凉药太过，遂成阴证。伏寒于下，逼其无根失守之火聚于胸中，上独熏肺，传于皮肤而发斑点，但如蚊、蚋、蚤、虱咬痕，然非大红点也，与调中温胃加以茴香、炒白芍主之，寒甚脉微者，以大建中汤主之，则真阳自回，阴火自降而病乃愈，此治本不治标也。大抵发斑，身温足暖，脉数大者为顺；身凉足冷，脉微细者为逆也。凡治斑必察脉之浮沉，病之虚实而治之，则为善治斑也。

治阳证发斑之剂

升麻葛根汤　治发斑欲出未出者，以此汤升发之。若斑已出者，不可用也。

升麻_{三钱}　葛根　白芍_{各二钱}　甘草_{炙，一钱}

上作一服煎，去滓，通口服。《直指方》加紫草茸一钱，治不透出者。若脉弱加人参二钱；胃虚食少加白术二钱；如腹痛，倍加炒白芍药和之。

三因加味羌活散　治斑疹初出，憎寒壮热，或头疼身痛，胸中不利者。

羌活上①　独活中①　柴胡中　前胡中　枳壳中　桔梗中　人参中　茯苓中　川芎中　升麻上　白芍药中　甘草下①

上㕮咀，生姜五片，煎服。

加味小柴胡汤　治发斑肌热，或往来寒热，口苦咽干，鼻干，目眩耳聋，胁痛，胸满，心烦，或干呕，或烦渴，或喘，或咳嗽不止者，宜服之。

柴胡上　人参中　黄芩中　半夏中　甘草下　黄连中　升麻中　白芍中　玄参中

上㕮咀，生姜三片，大枣二枚，水煎服。

消毒犀角散　治发斑隐疹，或咽喉肿痛，或毒气壅盛者。

犀角屑上　牛蒡子新瓦上炒香，研破用，中　荆芥穗中　防风中　甘草中

上㕮咀，水煎温服。若咽痛加苦桔梗二钱，甘草倍之，玄参二钱主之。或连翘、薄荷皆可加之。内热者，须用黄芩、黄连各一钱主之。

大青四物汤

大青一钱半，如无，以真青黛代之　阿胶　甘草各一②钱

---

① 上、中、下：此示方中用药之比量。各药不论用钱、用两、用斤、皆以上、中、下相对应三、二、一比例取之。为羌活三两，独活二两。甘草一两。

② 一：原本脱，据《伤寒证治准绳》补。

淡豆豉一百粒

上哎咀水煎服

黑膏　治温毒时气，发斑如锦纹者。

生地黄四两　淡豆豉半升

上二味，以猪脂一斤合煎之，至浓汁，入雄黄五分，麝香一分，搅匀，丸如弹子大，白汤化下。

葛根橘皮汤　疗冬温未即病，至春被积寒所折不得发，至夏得热其寒解，冬温始发肌中斑烂、隐疹如锦纹，而咳、心闷，但呕吐有清汁，宜服此。

葛根　橘皮　杏仁去皮，麸炒　知母　黄芩　麻黄去节，汤泡　甘草

上哎咀，每服五钱，水煎，温服。

黄连一物汤　治热病发豌豆疮者。

以黄连一两，用水煎，去滓，通口服。

犀角大青汤　治斑毒，热甚烦疼者。

大青五钱　犀角屑二钱半　栀子十枚　香豉一撮

上四味，水煎服

黄连解毒汤　治发斑热甚，心烦不得眠。

黄连三钱　黄芩　黄柏　山栀子各二钱

上哎咀，水煎服。若斑毒甚者，加大青二钱。凡①脉弦数，内外热甚、谵语者，合小柴胡汤主之。若脉洪数，

内外热甚，舌燥，烦渴者，合化斑汤主之。

治内伤寒与阴证发斑之剂

调中汤

苍术一钱半　陈皮　砂仁　藿香　白芍炒　甘草炙　桔
梗　半夏　白芷　羌活　枳壳各一钱　川芎七分

上㕮咀，水煎，温服。

建中汤

人参上　黄芪中　白术中　茯苓中　甘草炙，下　当归
中　川芎中　白芍药中　熟地黄中　肉桂中　肉芙蓉中　附
子中　半夏中　麦门冬上　生姜三片　大枣二枚

上㕮咀，水煎服

人参三白汤

白术中　白茯中　白芍中　人参上　生姜三片　大枣
二枚

上㕮咀，水煎服。若脉沉足冷，加附子半枚。

狐　惑

论曰：狐惑之为病，状如伤寒，默默欲眠，目不得
闭，卧起不安，虫蚀于喉为惑，蚀于阴为狐，不欲饮食，
恶闻食臭，其面目乍赤、乍黑、乍白，蚀于上部则声嗄，
甘草泻心汤主之。蚀于下部则咽干，苦参汤洗之。蚀于

肛者，雄黄熏之。用雄黄一味，为末，取二瓦合之，烧，向肛熏之。

活　狐惑伤寒与湿䘌①皆虫证，初得状如伤寒，或因伤寒变成此疾。大抵伤寒腹内热，食少，肠胃空虚，三虫行作求食，蚀人五脏及下部为䘌虫病，其候齿无色，舌上尽白，甚者唇黑有疮，四肢沉重，忽忽喜眠。虫蚀其肛，烂见五脏则死，当数看其上下唇，上唇有疮，虫蚀其脏，下唇有疮，虫蚀其肛，杀人甚急，多因下利而得。治䘌桃仁汤、黄连犀角汤、雄黄锐散主之。

治䘌桃仁汤

生艾　桃仁去皮尖，炒　槐花子碎，各一两　大枣十五个，去核

上四味，水煎，分三服。

黄连犀角汤

黄连半两　犀角一两　乌梅七个　没药二钱半

上四味，水煎，分三服。

雄黄锐散

雄黄　苦参　青葙子　黄连各半两　桃仁去皮尖，二钱半

上五味为散，以生艾捣汁为丸，如枣核大，绵裹纳下

---

① 䘌（nì，逆）：小虫

部。匾竹叶①汁更佳。

百 合 病

论曰：百合病者，百脉一宗，悉致其病也。意欲食复不能食，常默默欲卧不能卧，意欲行不能行，饮食或有美时，或有不欲闻食臭时，如寒无寒，如热无热，口苦，小便赤，诸药不能治，得药则剧吐利，如有神灵者。身形如和，其脉微数，每溺时头痛者，六十日乃愈。若溺时头不痛，淅淅然者，四十日愈。若溺时快然，但头眩者，二十日愈。其症或未病而预见，或病四五日而出，或病二十日，或一月后见者，各随证治之。

百合病，发汗后者，百合知母汤主之。

百合病，下之后者，滑石代赭汤主之。

百合病，吐之后者，百合鸡子汤主之。

不经吐下发汗，病形如初者，百合地黄汤主之。

百合病，一月不解，变成渴者，百合洗方主之。

百合病，渴不瘥者，瓜蒌牡蛎散主之。

百合病，变发热者，百合滑石散主之。

百合病，见于阴者，以阳法救之；见于阳者，以阴法救之。见阳攻阴，复发其汗，此为逆；见阴攻阳，乃复下

---

① 匾竹叶：即扁竹叶，为萹蓄之地方名。《神农本草经》："无毒，疗女子阴蚀"。《本草纲目》引陶弘景曰"（萹蓄）处处有之，布地而生……人呼为扁竹"。

之，此亦为逆。

按：百合病乃伤寒虚劳之人，正气不能御邪，致浸淫筋脉，现证不一，不能复分经络也。《千金》曰：其状恶寒而呕者，病在上焦也，二十三日当愈。其状腹满微喘，大便坚，三四日一大便，时复小溏者，病在中焦也，六十三日当愈。其状小便淋沥而难者，病在下焦也，三十三日当愈。各随证而治之。治百合病而从百合为君者，盖伤寒余邪，留连阳经而浸淫于各腑之阴，无正气以统之，自为一病，互相牵引，若出一宗，见证无一是肺。然肺长五脏，主周身之气，百合病虽不在肺，实为肺之节治不行也。百合甘平微苦，色白，阳中之阴，补肺药也，故以为主，佐之他药，以治他脏之证。

百合知母汤

百合七枚　知母三两

上先以水洗百合，渍一宿当白沫出，去其水，更以泉水二升，煎服一升，去滓，别以井水二升，另煎知母，取一升，后合煎取一升五合，分温，再服。

滑石代赭汤

百合七枚　滑石三两　代赭石弹子大

上如前洗煎百合，别煎二石，取汁同煎，俱如前法。

百合鸡子汤

百合七枚　鸡子黄一枚

上如前洗煎百合，纳鸡子黄搅匀，煎五分，温服。

百合地黄汤

百合七枚　生地黄汁一升

上如前洗煎百合，纳地黄汁同煎，取一升五合，分温，再服。中病勿更服，太便当如漆黑。

百合洗方

上用百合一升，以水一斗，渍之一宿，以洗身，洗已，食煮饼，勿以盐豉也。

瓜蒌牡蛎散

瓜蒌根　牡蛎煅，各等分

上为细末，饮服方寸匕，日三服。

百合滑石散

百合炙①一两　滑石三两

上为散，饮服方寸匕，日三服，当微利者止服，热则除。

治百合伤寒腹中满痛

上用百合一两，炒黄为末，每服二钱，米饮下无时。

表热里寒表寒里热

表热里寒者，脉虽沉而迟，手足微厥，下利清谷，此

① 炙：原作"灸"，形近之误，据《金匮要略》改。

里寒也。所以阴证亦有发热者，此表热也。_{四逆汤、通脉四}

里寒也。所以阴证亦有发热者，此表热也。四逆汤、通脉四逆汤。表寒里热者，脉必滑，身厥，舌干也。所以少阴恶寒而蜷，此表寒也；时时自烦不欲衣，此里热也。大柴胡汤。

两　感

序例　若两感于寒者，一日太阳受之，即与少阴俱病，则头痛太阳邪盛于表也；口干烦满而渴，少阴邪盛于里也，脉沉大。二日阳明受之，即与太阴俱病，则腹满不欲食，太阴邪盛于里也，身热谵语，阳明邪盛于表也，脉沉长，三日少阳受之，即与厥阴俱病，则耳聋，少阳邪盛于表，囊缩而厥，厥阴邪盛于里也，脉沉弦。水浆不入，不知人者，六日死。若三阴三阳、五脏六腑皆受病，则荣卫不行，脏腑不通而死矣。凡两感病俱作，治有先后，发表攻里本自不同，而执迷用意者，乃云神丹、甘遂①合而饮之，且解其表，又除其里，言巧似是，其理实违。

赵　《活人》云：救里以四逆，攻表以桂枝。殊不知三阳之头痛，身热，耳聋，救表已自不可。三阴之腹满，口干，囊缩而厥，不可下乎。《活人》引仲景下利，身疼痛，虚寒救里之例，而欲施于烦渴，腹满，谵语，囊缩，热实之证，然乎？否乎？盖仲景所谓发表者，葛根、麻黄

———

①　神丹、甘遂：即神丹丸与甘遂丸，一为解表之剂，一为攻里之剂。

是也；所谓攻里者，调胃承气是也。《活人》所谓救里四逆，救表桂枝，以救为攻，岂不相背。若用四逆，是以火济火，而腹满、谵语、囊缩等证何由而除？脏腑何由而通？荣卫何由而行？而六日死者可立而待也。

垣　两感一日，太阳与少阴俱病。太阳者，腑也，自背腧而入；少阴者，脏也，自鼻息而入，鼻气通于天，故寒邪无形之气从鼻而入，肾为水也，水流湿，故肾受之。经曰：伤于湿者，下先受之，同气相求耳。又云：天之邪气感则害人五脏，以是知两感，脏腑俱病，欲表之则有里，欲下之则有表，表里既不能一治，故死矣。然所禀有虚实，所感有浅深，予立大羌活汤治之，间有生者。

吴　两感乃一日传二经，阴阳俱加也。欲治阳急而有阴急，欲治阴急而有阳急，表里不可并攻，阴阳难同一法，故不治也。《活人》之言，此表里皆寒，急救之法，非日传二经之法也。《保命集》曰：内伤于寒，外伤于风；或内伤于食，外伤于风；或先伤于湿而后伤于风；或先伤于风，后伤于湿；或先受于寒，而后受于风之类；此亦内外俱病，表里俱伤，乃为可治，故宜大羌活汤。

卷之八

劳复食复

许　有人患伤寒，得汗数日，忽身热自汗，脉弦数，心不得宁，真劳复也。予诊之曰：劳心之所致，神之所舍，未得其初，而又劳伤其神，荣卫失度，当补其子，益其脾，解其劳，授以补脾汤，佐以小柴胡。《千金》曰：心劳甚者，补其脾气以益之，脾王则感之于心矣。盖母，生我者也；子①，继我而助我者也。方治其虚则补其生我者，治劳则补其助我者。

补脾汤

人参　白术　甘草　橘皮　青皮　干姜

上为末，每服三钱，水一盏，煎数沸，热服，入盐点亦得。

雄鼠屎汤　治劳复。

栀子十四枚　雄鼠屎二七粒，两头尖者是　枳壳三枚，炒

上为细末，每服四钱，水一盏半，入葱白二寸，香豉三十粒，同煎一盏，分二服，勿令病人知鼠屎。

吴　凡新瘥后，虚烦不得眠者，参胡温胆汤加酸枣

---

① 子：原作"了"，形近之误，据文义改。

仁主之。凡虚羸少气，气逆欲呕者，竹叶石膏汤主之。虚热燥渴者，亦用此汤去半夏。《活人》治劳复身热者，猳鼠屎汤主之。若身热，食少无力者，以参胡三白汤或补中益气汤。如无热而下虚有寒者，以黄芪建中汤。虚甚者，以大建中汤、人参养荣之类主之。若阴虚火动者，加知母、黄柏以救肾水也。经言：食复发热者，以枳实栀子豉汤主之。大便不去，加大黄。发热不解，以柴胡汤加减随用。若食少胃弱，痞满者，以四君子为主加味治之。如有表热，加柴胡。内外有热，少佐黄芩。心下痞闷、心烦、有内热，加枳实、黄连。如不眠，更加酸枣仁。有痰，加橘红、半夏。呕吐者亦如之。如米食不化，加神曲、麦芽。肉食不化，加棠求子①、枳实、青皮之类消克之。

伤寒本热未解，饮酒增剧，若脉弦大者，用小柴胡汤加葛根、黄连、乌梅主之。若脉洪大者，以人参白虎汤加葛根、黄连主之，或竹叶石膏汤、黄连解毒汤皆可用，多加鸡距子②尤妙。

瘥后诸病

大病瘥后水气，牡蛎泽泻散。喜唾，理中丸。欲吐，竹叶石膏汤。微烦，栀子豉汤。论、方详仲景篇中。

① 棠求子：即山楂。
② 鸡距子：即枳椇，具止渴除烦，去膈上热，润五脏，利大小便之效。

惊悸

茯神散

茯神　黄芪　菖蒲各一两　白芍药　人参各半两　远志七钱半

水一钟，枣三枚，煎至六分，去滓，温服。

温胆汤

半夏　茯苓　陈皮去白　枳实各二钱炒　竹茹一钱　甘草五分　生姜三片

水煎，不拘时服。

治瘥后多虚汗

龙骨　牡蛎煅　麻黄根等分

上为末，以粉身。

梦泄

牡蛎散

牡蛎粉　桂心　鹿茸酥炙　白芍　龙骨各一两　甘草炙五钱

每服五钱，生姜一钱，枣三枚煎，食前温服。

失音

二沥汤

竹沥　荆沥①　梨汁②各三合

---

① 荆沥：即牡荆条经火烤取汁。
② 梨：原作"黎"，据《伤寒证治准绳》改。

搅匀，分温四服，日三。

呕哕

人参汤

即六君子加黄芪、麦门冬、姜、枣。

下利脓血

黄连丸

黄连炒，七钱半　乌梅肉炒，二两

上为细末，炼蜜入少蜡和杵，丸桐子大，每服二十丸，加至三十丸，空心米饮下。

豌豆疮

千金方以黄连一味，酒炒，水煎服之，外以赤小豆为末，入青黛以鸡子清和，涂疮上。

遗毒

伤寒汗出不彻，邪热结耳后一寸二、三分，名曰发颐，宜速消散则可，若缓则

成脓，又为害也。

连翘败毒散　治发颐初肿，服之。

羌活中　独活中　连翘上　荆芥中　防风中　柴胡中　升麻下　桔梗中　甘草下　川芎中　牛蒡子新瓦上炒，研碎，中　当归尾中　红花酒洗下　苏方木下　天花粉中

上用水一钟，好酒一钟煎，去滓，徐徐温服。如未消，加穿山甲、蛤粉炒一钱。肿至面者加白芷一钱、漏芦

五分。大便燥，加酒浸大黄一钱，半壮者倍用之。凡内有热，或寒热交作者，倍用柴胡，加酒洗黄芩一钱，酒炒黄连一钱。

消毒救苦散 消肿散毒

大黄　黄芩　黄连　黄柏　芙蓉叶　大蓟根　白芨　白蔹　天南星　半夏　红花　檀花　当归尾　赤小豆　白芷各一钱半　朴硝　雄黄各一钱，另研

上为末，用米醋调敷，留头，如干又敷。

昏冒

凡伤寒汗出愈后，渐觉昏昏不醒，如鬼祟之状，或错语呻吟，此因汗出未尽，邪热伏于心胞所致。《活人》用知母麻黄汤以汗之，若脉弱人虚者，只宜十味温胆汤加黄连主之。若有寒热、潮热、日晡发热者，以小柴胡汤随证增损主之。

虚弱治例

当归六黄汤 治伤寒新瘥后虚热盗汗不止。

当归身酒洗，一钱五分　黄柏炒　黄芩炒，各七分　黄连炒，五①分　生地黄酒洗　熟地酒蒸，各一钱　黄芪盐水炙，二钱

上咀，水煎，食远温服②。

---

① 五：原作"王"，形近之误，据抄本改。
② 服：原本脱，据《伤寒证治准绳》补。

朱砂安神丸 治病后心神不安，夜卧不宁，或乱梦不得眠。

朱砂另研，水飞二钱，用一半为衣　黄连炒　生地黄酒洗，焙干，各一钱半　当归身酒浸，一钱　甘草炙，半钱

上为末，汤浸蒸饼，糊为丸，如绿豆大，朱砂为衣，阴干，每服三十丸，以日中津液咽下，或灯心汤下。

六君子汤 治伤寒汗下之后，将见平复，宜服此调理，助脾进食，辟邪气。

人参　白术　白茯　甘草　黄芪　山药各等分

上㕮咀，每服四钱，姜三片，枣一枚，煎，温服。

养脾汤 治伤寒后，脾胃虚弱，不思饮食。

茯苓　干姜炮，各一两　白术二两　丁香　人参　甘草各半两

上为末，每服三钱，水煎，温服，日三。

阴阳易女劳复

伤寒病新瘥，阴阳未和，因合房室，则令人阴肿入腹，绞痛。妇人则里急，腰胯连腹内痛，名曰阴阳易也。在男子曰阴易，妇人曰阳易。所以言易者，以阴阳相感，动其毒，着于人，如换易然。其病之状，身热冲胸，头重不能举，眼中生花，四肢拘急。小腹绞痛，手足拳则死，亦有不即死者，宜烧裈散、猲鼠粪汤、竹皮汤、青竹茹汤、干姜汤、当归白术汤选用之。

海　若阴阳易，果得阴脉，当随证用之。若脉在厥阴，当归四逆汤送下烧裈散。若脉在少阴，通脉四逆汤送下烧裈散。若脉在太阴，四顺理中丸送下烧裈散。

《医林》曰：离经脉见，多主死。太过曰至，一呼三至曰至；不及曰损，一呼一至曰损。二脉惟阴阳易病有之。

张　假如妇人病新瘥，未平复，而男子与之交，因感外邪而卒病，实非余邪相染，医见病速谓之阴易，于法何以别乎？夫易病者，有体重诸证与外感不同，若风寒外伤当有表证，安有小腹里急、引阴中拘挛者乎。假令男子病新瘥，未平复，强合阴阳而自病，仍小腹里急，引阴中拘挛，证同易病，求其理，何故不染易他人而自复，未审其证治可同何法也。病虽自复，理与易同，亦用烧裈散以诱安其气。夫易病之为合阴阳，感动余邪，而其人正气本虚，故能染着，今病虽自复，亦因正气虚而余邪因动，悉非外感，故与易同，亦用烧裈散以安正气，正气安，余邪自平矣。

男子瘥后，早犯女色而为病，名曰女劳复。其候头重不举，目中生花，腰背痛疼，或小腹里急绞痛，或憎寒发热，或时阴火上冲，头面烘热，心胸烦闷，《活人》以猳鼠屎汤主之。右①热者，以竹皮汤、烧裈散主之，《千金

---

① 右：疑当作"有"。

方》以赤衣散主之。虚弱者，以人参三白汤调下赤衣散。若小腹急痛、脉沉、逆冷者，以当归四逆汤加附子、吴茱萸，送下赤衣散救之，仍以吴茱萸一升，酒拌炒，熨小腹为佳。凡卵缩入腹，脉离经者死。

竹皮汤

青竹皮刮取半升，水煎，温服之。

赤衣散

室女月经布，近隐处者，烧灰，用白汤下，日三。

青竹茹汤　妇人病未平复，因有所动，致热气冲胸，手足拘急抽搦如中风状宜此。

瓜蒌根一两　青竹茹刮，半升

獭鼠粪汤　疗伤寒病后，男子阴易。

韭白根一把　獭鼠粪十四粒，两头尖者是

上二味，以水五升，煮取半升，去渣，再煎三沸，温服。亦理诸般劳复。

当归白术汤　治妇人未平复，因有所动，小腹急痛，腰胯四肢不任，举动无力发热者。

人参　黄芪　白术　桂枝　附子　甘草　当归　芍药各二钱半　生姜半两

上㕮咀，水煎服，食顷再服，温覆取微汗，瘥。

温

以下八证皆与伤寒相似而实非，惟求辨别，故不详列治法。

论曰：太阳病，发热而渴，不恶寒者，为温病。解曰：太阳病者，脉浮，头项痛而腰脊强也。伤于寒者当恶寒，若不恶寒而渴者，转属阳明也，则表证已罢，邪传于里矣。今不恶寒则非伤寒证，似阳明而与太阳兼见，则非伤寒之证明也，故决其为温病。论曰：若发汗已，身灼热者，名曰风温。成曰：伤寒发汗已则身凉，若发汗已身灼热者，非伤寒，乃风温也。脉阴阳俱浮，自汗出者，卫受邪也。卫者，气也，风则伤卫，温则伤气，身重多眠睡，气壅则鼻息必鼾，语言难出。

序例　冬伤①于寒，至春复感于风，名曰风温。其脉阳浮滑，阴濡弱，此皆冬伤于寒春必病温之证也。然不恶寒而渴之温病，四时皆有之，不独春时而已，即《活人》用竹叶石膏汤所治之证也。《活人》云：此治少阴、厥阴，不可发汗，发汗则谵语、独语、内烦躁不得眠，若惊痫、目乱无精，如此死者，医杀之耳，宜萎蕤汤。身灼热者，知母葛根汤。如渴甚者，瓜蒌根汤。脉浮、身重、汗出者，汉防己汤。

陶　治温不宜汗，过时而发不在表也。已经汗下，不在表也。经言：不恶寒而反渴，明其热自内达外，无表证也。

---

① 伤：原作"阳"，据抄本改。

丹　冬温为病，非其时而有其气者。冬时严寒，君子当闭藏而反发泄于外，专用补药带表药。

喻　仲景以冬不藏精之温，名曰风温。其脉阴阳俱浮，正谓少阴肾与太阳膀胱一脏一腑同时病发，所以其脉俱浮也。发汗后，身灼热，自汗，身重，多眠息鼾，言语难出，一一尽显少阴本证，则不可复从太阳为治。况脉浮自汗，更加汗之，医杀之也。又曰：春木主风而气温，风温即温证之本名也。久病不解，其热邪炽盛，是为温毒，至温疫则另加一气，乃温气兼疫气，又非温证之常矣。又曰：叔和因仲景论温条中，重挈风温，不知仲景于温证中，特出手眼，致其叮咛。见冬不藏精之人，两肾之间先已风生，得外风相召而病发，必全具少阴之证，故于温字上加一风字，以别太阳之温耳。又曰：温证中之有温毒，一如伤寒证中之有阳毒、阴毒也，不得以温毒更立一名也。且温毒有阴阳之辨，太阳温病，久不解，结成阳毒；少阴温病不解，结成阴毒。叔和但指温毒为阳毒，误人甚矣。

萎蕤汤　治风温兼疗冬温，春月中风，伤寒发热，头眩疼，咽喉干，舌强，胸内痛痞，腰背强。

葛根　白芷　麻黄　杏仁　甘草炙，各半两　萎蕤七钱半　石膏　羌活各一两　川芎三钱　青木香一钱

上㕮咀，每服五钱，水煎温服。海藏因此汤有麻黄，以白术汤主之。

知母干葛汤

知母　葳蕤各三钱　天南星　麻黄　防风　杏仁　羌活各二钱　甘草　黄芩　木香　升麻　人参　川芎各一钱　石膏六钱　葛根八钱

上同前法。

防己汤许　风温误汗用防己黄芪汤救之

防己四两　甘草炙　黄芪蜜炙　人参各一两　生姜二两　白术三两

上同前法。

瓜蒌根汤

瓜蒌根三钱　石膏　人参　干葛各二钱　防风　知母各一钱半　甘草炙①，一钱半

上㕮咀，作一服，水煎服。

升麻解肌汤　治伤寒温病，天性头痛，壮热。

葛根一两　升麻　麻黄七钱半　黄芩　芍药各半②两　桂心　甘草炙，各二钱半③

上㕮咀，每服四钱，枣一枚，水煎服，取汗。

三黄石膏汤

石膏四钱　黄芩　黄连各二钱　黄柏　山栀仁各一钱五分

---

① 炙：原作“各”，据《类证活人书》改。
② 半：原缺，据《伤寒证治准绳》补。
③ 炙，各二钱半：原脱，据《伤寒证治准绳》补。

香豉百粒　麻黄二钱，天寒用三钱　甘草一钱

上作一服，水煎服，取汗。

暑

论曰：太阳中热者，暍是也。汗出、恶寒、身热而渴，白虎加人参汤主之。此洁古所谓动而得之，为中热阳证也，东垣主苍术白虎汤。论曰：太阳中暍，发热，恶寒，身疼痛，其脉弦细芤迟，小便已，洒洒然毛耸，手足逆冷，小有劳，身即热，口开前板齿燥，此洁古所谓静而得之，为中暑阴证也，东垣以大顺散主之。论曰：太阳中暍，身热重疼而脉微弱，此以夏月伤冷水，水行皮中所致也，一物瓜蒂汤主之，此亦静而中暑之类。

汪　中暍与伤寒相似而异，以证言之，伤寒恶寒，伤热恶热；以脉言之，伤寒脉盛，伤暑脉虚。且暑脉虚细，与湿痉之脉有相似者而证则不同。暑则自汗而渴，湿则不渴，痉则身疼也。

刘　伤暑其脉弦细芤迟，何也？《内经》曰：寒伤形，热伤气。盖伤气而不伤形，则气消而脉虚弱，所谓弦细芤迟皆虚脉也。

陶　中暑脉虚而伏，身热背恶寒，面垢自汗，烦燥大渴，毛耸恶寒，昏冒倦怠而身不痛，与伤寒诸证不同。内外俱热，口燥烦渴，四肢微冷而身不痛，用白虎汤。痰逆，恶寒，橘皮汤。热闷不恶寒，竹叶石膏汤。头痛，恶

心，烦躁，心下不快，小便不利，五苓散下消暑丸。中暑用小柴胡汤最良。

戴　暑有冒、伤、中三者轻重之分，或腹痛水泄，胃与大肠受之，恶心者，胃口有痰饮，此二者冒暑也，可用黄连香薷饮。或身热头痛，躁乱不宁者，或身如针刺者，此为热伤肉分，当以解毒白虎汤加柴胡，气虚加人参。或咳嗽，发寒热，盗汗不止，脉数者，热伤肺金，此为中暑，宜清肺汤、柴胡天水散之类。

吴　自夏至以后，时令炎热，有人壮热、烦渴而不恶寒者，乃热病也。凡脉洪数者，发于太阳也。洪而长者，阳明也。弦而数者，少阳也。然此发在三阳为可治，若脉沉细微小、足冷者，发在三阴为难治也。如脉洪，身疼，壮热无汗，烦乱者，宜六神通解散，或人参羌活散加葛根、淡豆豉、生姜以汗之。轻者，只用十味芎苏散。如夹暑，加香薷、扁豆双解之。若兼有内伤生冷，饮食停滞，或呕吐恶心，中脘痞闷，或恶风，或憎寒拘急者，宜藿香正气散加香薷、扁豆、葛根名二香汤。若发散热不解者，在太阳经，宜人参羌活散加黄芩；在阳明经，宜升麻葛根汤加黄芩。热甚燥①渴，脉大者，白虎汤加人参主之。在少阳，宜小柴胡汤随证加减治之。若夹暑者，加黄连、香薷主之。若热而大便自利，小便不利，烦渴者，五苓散去

伤寒正宗

二二二

---

① 燥：原作"躁"，据文义改。

桂加葛根、黄连、香薷、滑石之类主之。若表里俱热而自利，脉浮数而小便不利者，小柴胡汤合四苓散主之。若其不解，或传经变证，或里实可下，或阴寒可温，或发斑黄等证，皆从正伤①治之。

陈　暑入心则噎闷、昏不知人，入肝则眩晕、顽痹，入脾则昏睡不觉，入肺则喷满痿躄，入肾则消渴。

垣　长夏湿热蒸人，损伤元气，四肢困倦，精神短少，两脚痿软，遇早晚之际则发寒厥，日高之后复热如火，乃阴阳气血俱不足也。或心胸痞满，肢节沉疼，或气高而喘，身热而烦，小便黄而少，大便溏而频，或利或渴，自汗体重，此气不病而血先病也。若湿气先搏，脉必洪数而迟，病虽互换少瘥，其天暑湿令则一，宜以清燥之剂治之。或远行，大热而渴，则热舍于肾，故水不胜火，发为骨痿，此湿热成痿也。或热厥而阴虚，或寒厥而气虚，四肢如火，为热厥，腹中有热也。四肢寒冷为寒厥，腹中有寒也，为脾主四肢故也。

大顺散　治冒暑伏热，引饮过多，脾胃受湿，水谷不思，霍乱呕吐，脏腑不调。

甘草三斤　干姜　杏仁　肉桂各六两四钱

上先将甘草用白砂蜜炒，及八分黄熟，次入干姜同炒，又入杏仁，候杏仁不作声为度，入肉桂一处捣末，每

---

① 伤：此后疑脱"寒"字。

服三钱，水煎服。如烦躁，井花水调下。

香薷饮 治伏暑引饮，口燥咽干，或吐或泻，并治若卒中昏冒，倒仆，角弓反张，不省人事，手足或发搐搦，此为暑风，不可作风治之。

香薷　厚朴姜制　白扁豆炒

上㕮咀，水煎，冷服。

暑　风

贾　此由火热制金，不能平木，搐搦不省人事，其脉虚浮，浮者风也，虚者暑也，俗名暑风，乃相火甚而行令，先以温水化苏合香丸，次以①黄连香薷饮加羌活，或双解散加香薷尤良。

喻　序例：中而即病者，名曰伤寒；不即病者，寒毒藏于肌肤，至春变为温病，至夏变为暑病。夫温暑者，春夏二时之正气，经曰：冬伤于寒，春必病温，谓冬不藏精之人，寒邪入于骨髓，感春气而病温。至暑乃夏之正气，讵冬之伏寒至此而变也。且经不言夏必病暑也，则变暑之说，益无据矣，况仲景于温暑另立方论。又温暑脉证大异于寒，是知温暑无关于寒明矣，得以正伤寒之法治之乎。《活人》云：治热病与②伤寒同，然夏月药不可大③温，吴绶祖之。此盖非

①　次：原作"吹"，形近之误，据《伤寒证治准绳》改。
②　与：原作"于"，据文义改。
③　大：通"太"。

其时而有其气，人之感之而病，故其发在三阳，从外而入者也。详①审其脉之洪盛，方可如吴氏之法施治，亦不可泥于夏之尽为暑，故仲景有阳旦汤之作也。

疟

喻　经云：夏伤于暑，秋必病虐。《序例》云：凡伤寒坏病，前热未除，其脉阴阳俱盛，重感寒邪，变为温疟。按，岐伯曰：温疟得之冬中于风，寒气藏于骨髓之中，至春则阳气大发，邪气不能自出，因遇大暑，脑髓烁，肌肉消，腠理发泄，或有所用力，邪气与汗皆出，此病藏于肾，其气先从内出之于外也。如是者，阴虚而阳盛则热矣，衰则气复反入，入则阳虚，阳虚则寒失，故先热而后寒，名曰温疟。此可见冬不藏精，故寒邪入肾，因大暑、大汗始发之也。叔和云重感寒邪，不大背《内经》乎。

疫

叙例　阳脉濡弱，阴脉弦紧者，更遇温气变为温疫。又谓四时非其时而有其气，一岁之中长幼之病多相似者，时行之气也。又谓，冬温之毒与伤寒大异，又谓，春分以后秋分以前，天有暴寒者，皆为时行寒疫也。

① 详：原作"项"，据文义改。

喻　叔和所谓疫，究之乃伤寒、伤温、伤暑热之正病，不为疫也。夫疫病盛行，大率春夏之交为甚，盖温暑热湿之气交结互蒸，人在其中，无隙可避，病者当之，魄汗淋漓，一人病气，足充一室，秽气传染，病从其类。如俗称大头瘟者，头面腮颐肿如瓜瓢。俗称虾蟆瘟者，喉痹失音，颈筋胀大①。俗称瓜瓢瘟者，胸高胁起，呕汁如血。俗称疙瘩瘟者，遍身红肿，发块如瘤。俗称绞肠瘟者，腹鸣干呕，水泄不通。俗称软脚瘟者，便清泻白，足重难移。小儿痘疮尤多以上疫证，不明治法，咸委劫运，良可嗟悼。按，仲景《平脉篇》云：寸口脉阴阳俱紧者，法当清邪中于上焦，浊邪中于下焦，清邪中上名曰洁也，浊邪中下名曰浑也，阴中于邪，必内栗也。大意谓人之鼻气通于天，故阳中雾露之邪为清邪，从鼻息而上入于阳，入则发热、头痛、项强、颈挛，正与俗称大头、虾蟆之说符也。人之口气通于地，故阴中水土之邪者，为饮食浊味从口舌而下入于阴，入则其人必先内栗、足膝逆冷、便溺妄出、清便下重、脐筑湫痛，正与俗称绞肠、软脚之说符也。然口鼻所入之邪，必先注中焦，分布上下，故中焦不治，则胃中为浊，营卫不通，血凝不流，其酿变即现中焦，俗称瓜瓢、疙瘩等证，则又阳毒痈脓，阴毒遍身青紫之类也。此三焦定位之邪也，若三焦邪溷为一，内外不

① 大：原作"火"，据《尚论篇》改。

通，脏气熏蒸，上焦怫郁，则口烂食断。卫气前通者，因热作使，游行经络脏腑则为痈脓。营气前通者，因召客邪，嚏出、声哑、咽塞，热壅不行则下血如豚肝。然以营卫渐通，故非危候。若上焦之阳、下焦之阴两不相接，则脾气与中难以独运。斯五液注下，下焦不阖，而命难全矣。伤寒之邪先行身之背，次行身之前，次行身之侧，由外廓而入。温疫之邪则直行中道，流布三焦。伤寒邪中外廓，故一表即散。疫邪行在中道，故表之不散。伤寒邪入胃腑，则腹满便坚，可下。疫邪散漫三焦，下之复合，此与伤寒表里治法不同也。治之未病前，预饮芳香正气药以御邪，邪既入，急以逐秽为第一义。上焦如雾，升而逐之，兼以解毒。中焦如沤，疏而逐之，兼以解毒。下焦如渎，决而逐之，兼以解毒。营卫既通，乘势追击，勿使潜滋。

湿

论曰：太阳病，关节疼痛而烦，脉沉而细者，此名中湿，亦曰湿痹。其①候小便不利，大便反快，但当利其小便。

成　湿有数种，有湿痹者，痹者，痛也，湿则关节疼，但当利其小便者是也。有寒湿相搏，其证但头汗出，

---

① 其：原作"共"，据抄本改。

背强欲得被覆向火者是也。有风湿相搏者，一身尽痛，法当汗出而解者是也。有头中寒湿，此中之浅者，故鼻塞，纳药鼻中者是也。有先湿而后感风，身痛，发热日晡剧者，此名风湿者是也。太阳家病与太阳相似，其不同者有脉沉而细者是也。痉家脉亦沉而细，疑若相似，然湿则身疼，痉则身不疼也。

喻　同一湿也，与风相搏则为掣痛。与寒相结，则为发黄。以俱太阳表邪，故戒不可下。

湿　温

胫冷，腹满，头痛渴而无热者，曰湿温。《活人》云：其人常伤于湿，因而中暑，湿热相搏，则发湿温。经曰：湿温之脉，阳濡而弱，阴小而急。濡弱见于阳部，湿气搏暑也。小急见于阴部，暑气蒸湿也。

海　湿温汗少者，白虎加苍术汤。汗多者，白虎加桂枝汤。

赵　若湿气胜，脏腑虚，大便滑，术附汤其可废乎。

痰　证

活　痰证，寸口脉浮，发热憎寒，恶风自汗，胸膈痞①满，气上冲咽，不能喘息。头不痛，项不强为异耳。

---

① 痞：原作"妨"，据《类证活人书》改。

脚 气

脚气证候，直与伤寒无异，或发热头痛，或身体冷疼，或寒热往来，或自汗恶风，或无汗恶寒，或大小便秘涩，腹痛下利，胸满气短，怔忡烦闷，呕哕涎沫，恶闻食臭，大类伤寒。但卒起腿脚屈弱顽痹，肢节挛急酸疼，或历节，及踝胫间焮然赤肿为异耳。

内 伤

劳役过度，饮食失节则中气伤。气伤则火旺，故发热，此阴虚生内热也。此热时作时止，手心热于手背，非如外感翕翕然肌表间热，乃蒸蒸然热，是热从内生也。内伤寒热间作而不齐，外感寒热齐作而无间。内伤外证见在口，必口不知味，腹中不和，懒于言动，纵勉强答应，声必怯弱。外感风寒证见于鼻，鼻气不利，声浊不清，其声音壅塞而有力，口中必和。伤寒则面赤，鼻壅塞而干，伤风则鼻流清涕。内伤证乃脾胃既虚，则痿弱陷下，阴火上炎，故气高而喘，身热而烦，其脉洪大而头痛，或渴不止，皮肤不任风寒。与外感之证形颇同，而其原则异也。以脉辨之，外感寒邪则左[①]寸人迎脉浮紧，按之洪大。外感风邪则人迎脉缓，而大于气口一倍，或两倍三倍。内伤

① 左：原作"佐"，据文义改。

饮食则右寸气口脉大于人迎一倍。伤之重者，过在少阴则两倍，太阴则三倍。劳役过甚，则气口脉急大而涩数。若不甚劳役，惟右关脾脉大而数。如饮食不节，寒温失所，则先右关胃脉损弱。宿食不消，则独右关脉沉而滑。以此辨之兼审诸证，内伤外感岂不皎然明白也。

妇人伤寒[①]

妇人伤寒，六经传变治例与男子同。惟经水适来适断，热入血室，与夫胎前产后、崩漏[②]、带下，则治有殊别也。

许　治一妇人患热入血室，医以补血调气药治之，因成血结胸。予曰：小柴胡迟不可行也，为刺期门穴而愈。夫邪气传入经络，与正气相搏，上下流行，或遇经水适来适断，乘虚而入血室，血为邪迫，并归肝经，聚于膻中，结于乳下，手触之而痛，此血结胸也。非汤剂可及，故当刺期门也。

妇人伤寒中风，自汗、脉浮而缓者，恐热入血室，桂枝加芍药汤。

伤寒脉浮而紧者，无汗，发汗后，恐热入血室，柴胡加生地黄汤主之。

妇人热入血室，寒热如疟，寒多者，宜用干姜柴胡汤。

① 伤寒：原本脱，据目录及下文补。
② 漏：原作"满"，据文义改。

干姜柴胡汤

柴胡四两　花粉　桂枝各一两半　牡蛎煅　干姜　甘草炙，各一两

每服五钱，水煎温服。初服微烦，再服汗出而愈。

小柴胡加地黄汤　治热入血室，亦治产后恶露方来忽断欲死。即小柴胡汤加生地黄或加牡丹皮。

妊　娠

吴　凡妊娠，伤寒但要安胎为主。凡药中有犯胎者，则不可用。如藿香正气散、十味芎苏散、参苏饮、小柴胡之类有半夏能犯胎，如用须去之。若痰多呕逆，必用之以半夏曲则可。凡护胎之法，伤寒热甚者，宜用井底泥涂脐二寸，干即又涂之。一方以白药子为末，一方以伏龙肝末。大抵汤剂必加黄芩、白术二味，能安胎也。或以此二味煎汤，或为末白汤调下亦佳。如妊妇素禀弱者，药中四物汤佐之，不可缺也。

海　妊娠伤寒，中风表虚，自汗头痛，项强身热，恶寒，脉浮而弱，太阳经病，**宜表虚六合汤**。

四物汤四两　桂枝　地骨皮各七钱

若妊娠伤寒，头痛身热，无汗脉紧，太阳经病，宜表实六合汤。

四物汤四两　麻黄　细辛各半两

若妊娠伤寒，中风湿之气，肢节烦疼，脉浮而热，头

痛者，太阳标病也，宜**风湿六合汤**。

四物汤四两　防风　苍术制，各七钱

若妊娠伤寒，下后过经不愈，湿毒发斑如锦纹，宜**升麻六合汤**。

四物汤四两　升麻　连翘各七钱

若妊娠伤寒，胸胁满痛而脉弦，少阳证也，宜**柴胡六合汤**。

四物汤四两　柴胡　黄芩各七钱

若妊娠伤寒，大便硬，小便赤，气满而脉沉数，阳明太阳本病也，急下之，宜**大黄六合汤**。

四物汤四两　大黄五钱　桃仁麸炒，去皮尖，十枚

若妊娠伤寒，汗下后咳嗽不止者，宜**人参六合汤**。

四物汤四两　人参　五味子各五钱

若妊娠伤寒后，虚痞胀满者，阳明本虚，宜**厚朴六合汤**。

四物汤四两　厚朴　枳实麸炒，各五钱

若妊娠伤寒，汗下后不得眠者，宜**栀子六合汤**。

四物汤四两　栀子　黄芩各五钱

若妊娠伤寒，大渴，蒸蒸而烦，脉长而大者，宜**石膏六合汤**。

四物汤四两　石膏　知母各五钱

若妊娠伤寒，小便不利，太阳本病，宜**茯苓六合汤**。

四物汤四两　茯苓　泽泻各五钱

若妊娠伤寒，汗下后血漏不止，胎气损动，宜**胶艾六合汤**。

四物汤四两　阿胶　艾各五钱

若妊娠伤寒，四肢拘急，身凉微汗，腹痛，脉沉而迟，少阴病也，**宜附子六合汤**。

四物汤四两　附子炮　桂各五钱

若妊娠伤寒，蓄血证，不宜堕胎药下之，宜**四物大黄汤**。

四物汤四两　生地黄　大黄①

活　治妊娠伤寒，憎寒发热，当汗之，宜**葱白汤**。

葱白十茎　生姜二两

海

紫苏散　胎气不和，揍上心腹，胀满疼痛，谓之子悬。能安胎亦下损胎，又治伤寒头疼，发热，遍身疼痛。

紫苏叶　当归各一两　人参　甘草炙，各半两　大腹皮　川芎　白芍　陈皮去白，各一两

每服八钱，姜五片，葱白三茎，连须煎，热服。若心腹甚痛，加木香、玄胡索。

产　后

吴　新产后患伤寒，不可轻易发汗。凡发热且以四物

---

① 生地黄、大黄：此二味药剂量原脱。

汤，以川芎、当归为君最多，白芍药须炒过，酒蒸熟地黄佐之。如发热，加柴胡、人参、干姜主之最效。盖干姜之辛热能引血药入血分，气分药入气分也，且能去恶养新，有阳生阴长之道，以热治热，深合《内经》之旨。如有恶露未尽者，益母丸、黑神散必兼用之。若胃虚食少者，必加白术、茯苓。有痰呕逆者，必加陈皮、半夏。其余六经各条治例皆同，但药中必加四物汤为主，乃养血务本之要也。

小儿伤寒

吴　小儿伤寒，六经治例皆同。但有胎热、惊热、血热、客热、寒热、潮热、痰热、食热、变蒸发热、痘疹发热、伤风发热，一皆发作状似伤寒，要在明辨之尔。况肌体嫩弱，血气未定，脉法不同，药剂轻小之故，略具节要于下。

凡小儿察面色为先。

凡小儿视虎口脉纹，以男左女右手食指第一节为初关，二节为中关，三节为末关。尺脉纹见初关者轻，中关者重，末关者病危也。以紫脉为惊热，红脉为伤寒、为热，白主疳热、少血，青主惊、主风、主寒、主腹中痛、主搐搦，黄主伤乳食、脾虚，黑主冷气、主中恶、主病沉困也。凡紫、赤、青、黑，脉纹直透末关者死。

凡小儿四五岁，以一指按其三部脉，六七岁以二指按切三部脉，十岁已上当密排三指而切之。《脉经》四五岁已上者，呼吸七八至，细数者吉。九至为热，十至为困，五至为寒，四至困也。十岁左右者，五六至为平也。凡食热伤乳者，则吐睍①，奶瓣不消，口中醋气。伤食则心下满硬，嗳气作酸，恶食，右手气口脉盛，手心热，手背不热，肚背先热，以此别之。

凡变蒸发热者，以长气血也，轻者发热虚惊，耳冷微汗，唇中有白泡，如珠子是也。

凡伤风发热则贪睡涩②，呵欠顿闷，鼻塞喷嚏，或鼻流清涕，口中气热，或咳嗽声重，或自汗怕风也，宜人参羌活散加减主之。

凡伤寒则怕寒，拘急发热，翕翕然在表，昼夜不止，直待汗出方解，大抵伤寒则手背热，手心不热，左手人迎脉紧盛也。凡痘疹，钱氏曰：腮赤多躁，喷嚏眼涩，呵欠顿闷，时发惊悸，身重发热，耳尖、鼻尖、手足少冷也，乍凉乍热，睡中惊惕起卧不安者，乃其候也。切不可认作伤寒，辄用发汗。

钱　伤风贪睡，口中气热，呵欠烦闷，当发散，**大青膏主之。**

天麻　青黛各一钱　白附子生，一钱半　蝎尾去毒，生，半钱　朱砂　天竺黄　麝香各一字也　乌梢蛇肉酒浸，焙干，取末，半两

---

① 吐睍（xiàn陷）：吐奶之意，《广韵》"睍，小儿呕乳也"。
② 涩：此前疑脱"眼"字。

上同研，生蜜和成膏，每服①半皂子，或一皂子大。月中儿用粳米、大同牛黄膏、薄荷水化一处服之。五岁以上，同甘露散服。

惺惺散　治小儿风热，及伤寒时气，或疮疹发热。

桔梗　细辛　人参　白术　甘草　瓜蒌根　白茯苓　川芎各等分

上为末，每服二钱，姜二片，薄荷二叶，煎服。

人参羌活散　治小儿寒邪，及瘟气时疫，疮疹头痛，体疼壮热，多眠不语，潮湿烦渴，痰实咳嗽。

羌活　独活　柴胡　人参　川芎　枳壳炒　甘草炙　茯苓各二两　前胡　桔梗　天麻酒浸，炒　地骨皮各半两

上为散，每服二钱，入薄荷少许，同煎温服。

七宝散　治时气头昏体热，小儿同乳母服，大人亦可。

紫苏叶　香附炒，各三两　陈皮　甘草炙　桔梗　白芷　川芎各一两　姜枣煎服

王节斋《明医杂录》，小儿八岁以下无伤寒，虽有感冒伤风，鼻塞流涕，发热咳嗽，以降痰为主，略加微解。立斋曰：前症若手足冷，或其腹胀，脾虚也，用六君子加升麻、柴胡。若腹胀或气喘，肺虚也，用四君子加升麻、柴胡。经云：肺主气而司皮毛，肺虚则腠理不密②，外邪

---

① 服：原缺，据文义补。
② 密：原作"蜜"，形近之误。

易干。凡发表之后，其邪既去，用补脾肺以实表，庶风邪不能再入也。

伤寒脉法指掌《仁斋直指》

四时脉

春脉弦属肝，夏脉洪属心，秋脉浮属肺，冬脉沉属肾，脾脉中缓分王于辰、戌、丑、未之月，各一十八日，共七十二日也。

六经本脉

太阳尺寸俱浮，阳明尺寸俱长，少阳尺寸俱弦[①]，太阴尺寸沉细，少阴尺寸

俱沉，厥阴尺寸微缓。

大脉　满指散蔓[②]，虚而洪盛。大为血虚，大为病进，大为气盛，浮大昼加，中缓而大为胃土正脉。

浮脉　重按不足，轻按有余。浮为在表为阳浮而缓为太阳中风，浮而紧为太阳伤寒。浮而数，浮为风，数为虚，则洒淅恶寒也。

数脉　去来促急，一息频至。数为在腑，数为热为实，浮而数可发汗，浮数而大邪气传也，浮数而微，邪气不传。

---

① 弦：原作"强"，形近之误，据《伤寒类书》改。
② 散蔓：即散漫。

动脉　当关如豆，厥厥动摇。阴阳相搏名曰动，阳动则汗出，阴动则发热、形冷、恶寒，此三焦伤也。数脉见于关上，上下圆，头尾如豆大，厥厥动摇名曰动。动为阳虚，为痛。

滑脉　状如转珠，圆盛而实。翕奄沉为滑。翕，合也，言张而复合也。故曰翕为正阳，沉言忽降而下，故曰沉为纯阴，方合而降下也。奄谓奄忽之间，此阴阳和合为实为吐沉脉轻按不足，重按有余。沉为在里为阴，为寒，为实，为水。沉细夜加，沉则荣气微。

涩脉　按之战栗如刀刮竹，荣气不足也。为少血，为亡汗，为逆冷。阴脉迟涩，故知血亡。

弱脉　轻软无力，按之欲绝。卫气弱名曰惵[1]，荣气弱名曰卑[2]，惵卑相搏名曰损，阴脉弱则血虚，血虚则筋急也。

弦脉　状如弓弦，紧动不移。浮紧名曰弦，为痛，为寒，为水气。纯弦劲急，死脉也。

微脉　极细而软，似有若无。卫气衰也，为衄，为泄，为亡汗，为亡阳。

结脉　往来迟缓，时止复来。脉来缓，时止复来，名曰结。阴盛则结，结者，阴阳气不相杂。脉蔼蔼如车盖者，阳结也，阳气结于外。脉累累如长竿者，阴结也，阴

---

[1] 惵（dié 碟）：《注解伤寒论》"惵者，心中气动迫怯"。
[2] 卑：《注解伤寒论》"卑者，心常自羞"。

伤寒正宗

二三八

气结于内。

促脉　往来急数，时止复来。脉来数，时止复来，名
曰促。阳盛则促，盖阴阳之气缓数不相续也。致为病脉，
非若结代之脉，动而中止。为饮，为痰。

濡脉　上下和柔，按之虚弱。阳脉浮大而濡，寸口
也；阴脉浮大而濡，尺中也。上下同等为和，又为虚，为
瘟，为自汗。

缓脉　动无偏胜，去来微迟。阴阳脉浮大而濡，上下
同等名曰缓。缓为病后，阴阳将复而和缓也，小快于迟。
若寻常迟缓，则为虚，为风。

紧脉　去来过常，动如转索。阳脉紧，雾露之气中上
焦，上焦为太阳，主头痛项强。阴脉紧，寒邪中下焦，下
焦为少阴，主内栗、足膝逆冷。诸紧为寒、为痛。

迟脉　去来极①缓，一息三至。迟为在脏，为寒。阴
脉迟涩，故知亡血。

芤脉　中空旁实，浮之又浮。荣气不足也，为虚，为
失血。

散脉　按之解散，阴阳离也。伤寒咳逆上气，其脉散
者死，谓其形损故也。

革脉　气血改革，不循常度。脉弦而大，弦则为减，
大则为芤，减则为寒，芤则为虚，寒虚相搏，此名为革，

----

① 极：原作"急"，据《伤寒类书》改。

妇人则半产漏下，男子则亡精失血。

代脉　动而中止，不能自还。真气衰极，脉不能自动，因呼吸相引而动，为死脉也。

残贼脉　弦、紧、浮、滑、涩、沉，六者名曰残贼。能为诸脉作病也，风则浮，寒则紧，暑则滑，湿则涩，伤阴则沉，伤阳则浮。

同等脉　弦为痛，纯弦为死。寸关尺三处大、小、浮、沉、迟、数同等，虽有寒热不解，此脉阴阳和平，虽剧必愈。

微绝脉　脉敝敝如羹上肥者，阳气微也。脉索如蜘蛛丝者，阳气衰也。脉绵绵如泻漆之绝者，亡其血也。脉浮而洪，身汗如油，喘而不休，短气命绝。

时脉　如立夏得洪大脉是其本位，其人病身体疼重者，须发其汗。若明日身不疼，不重者，不须发汗。若汗濈然自出，寒者明日便解，何以言之，立夏得洪大脉，是其时脉，故使然也。四时仿此。

或曰　杂病以弦为阳，伤寒以弦为阴；杂病以缓为阴弱，伤寒以缓为和缓。何也？曰：杂病以弦为阳者，脉近乎浮实也。伤寒以弦为阴者，弦乃阳为阴所郁。如春时寒气凌阳，不得发越，故春脉弦是也。若缓者，伤寒以大为病进，缓为邪退，邪退之际，则气脉和缓，故为欲愈之脉。杂病①以紧为七表，伤寒以紧为少阴。盖紧者，仲景多言咽痛下利，虚损多汗等证，然在阳经则浮而紧，在阴经则沉而紧也。

若时疫流行，经所谓天地之气，胜复之作，不形于证，诊两手无脉曰双伏，一手无脉曰单伏，必有正汗也。寸口阳脉中或见沉细者，但无力者为阳中伏阴；尺部阴脉中或见沉细者，为阴中伏阳。寸口数大有力为重阳，尺脉沉细为重阴。寸口细微如丝为脱阳，尺部微而无力为脱阴。初按来疾去迟名曰内虚外实，去疾来迟名曰内实外虚②。

① 杂：原作"离"，据《伤寒类书》改。
② 来迟名曰内实外虚：原本脱，据抄本补。

校注后记

《伤寒正宗》一书共八卷，为清初医家史以甲所著，该书自著成以来，罕有流传，历代医家、医籍少有提及，兹就整理所见，略述己得。

一、作者生平考略

史以甲，字子仁，号学圃老人，清代江苏江都县人（今扬州市），生卒年月不详，约生活于明天启、崇祯两朝至清康熙初期。史氏通经博古，所学多门，不仅精通方技医药之学，于天文、舆地、历算之学也颇为擅长，著有《文献通考抄》三十卷、《学圃随笔》十卷、《勾股筹算捷法》二卷、《续事类赋》二十七卷。今所存者惟《文献通考抄》《续事类赋》二书。

史氏于医，少时奉教于当地名医袁秦邮，得袁氏真传，又崇尚仲景学说，平素潜心《伤寒论》，致力于伤寒学。因鉴于"人身所患，惟伤寒一症，阴阳传变，为祸最烈"（自序），而"昔人疏义，虽多发明，亦有少参己意，便致抵牾者"（自序），故沉潜仲景《伤寒论》研究三十余年，方著成《伤寒正宗》一书，以期明仲景之旨，阐仲景所未发。

二、《伤寒正宗》的版本

1. 《伤寒正宗》现存版本

《伤寒正宗》一书，现今宇内仅存刻本、抄本各一部。

刻本现藏于中国医学科学院图书馆，抄本收藏于日本东京国立公文书馆，为江户汉医世家丹波家族之旧藏。

现存刻本，四册八卷，第一册为卷一，第二册为卷二、卷三，第三册为卷四、卷五、卷六，第四册为卷七、卷八。左右双边，上下单栏，每半页 10 行，行 22 字，注文夹注，小字双行，花口，单鱼尾，版心上刻书名，中刻卷次，下刻页码。原书框高 185 毫米，宽 134 毫米。检核原书可以发现，今存刻本略有残佚，原书首尾封页俱失，无牌记，其中卷四据原目录缺"四时不同"一条，卷八末所引《脉法指掌》末尾语义未完，亦有缺失。另据日·森立之《伤寒论考注》所附该书体例，该本周斯叙前尚缺魏曰祈序一篇。

日藏抄本，分装五册，每半页 10 行，行 22 字，注文夹注，小字双行。各册分卷，第一册为卷一，第二册为卷二、卷三，第三册为卷四、卷五，第四册为卷六、卷七，第五册为卷八。抄本第一册卷首存有手抄书名页，居中题"寒科正宗"，与卷首大题"伤寒正宗"不符，字做隶书，右上题江都史子仁辑注，左上并列题一释仲景原文、一辑诸贤方论，左下题美延堂藏版。抄本每册首页皆钤有多纪氏藏书印、跻寿殿书籍记、医学图书、日本政府图书四枚篆文印记。

2. 著录与流传

《伤寒正宗》一书最早著录于清乾隆元年（1736）《江

南通志·艺文志》，嗣后，乾隆八年（1743）《江都县志·艺文》亦有记载。

《伤寒正宗》的东传年代，依日本学者真柳诚、友部和弘《中国医籍渡来年代总目录》一文考证，该书曾于公元1694年、1763年、1798年三次东传日本。《伤寒正宗》一书东传日本后，最早著录于汉医名家丹波元简《聿修堂藏书目·伤寒》中，作"《伤寒正宗》，五册，抄本，清·史以甲"。

三、《伤寒正宗》的刊刻年代及刊刻地

由于今存刻本《伤寒正宗》原书牌记佚失，无从考证其具体刊刻年代。各家书目著录其刊刻年代时，皆不一致。

如孙殿起《贩书偶记》载其为"康熙庚申刊本"，系据该书"目录"后所存"庚申年秋九月，男继焞幼充氏校正"题名著录，"庚申"为康熙十九年，即1680年。1956年《中医图书联合目录》则据卷前史氏自序所署"康熙十有七年岁在丁巳竹秋谷旦题于见山堂中"题名著录为"清康熙十七年戊午刻本"（考康熙一朝，丁巳年为康熙十六年，即1677年，康熙十七为戊午年，即1678年，史氏自序纪年之误，是史氏误署，抑或刻工误刻，不得而知）。严世芸先生《中国医籍通考》则径称为"清康熙间刻本"。

今存日藏抄本书前有清人魏曰祈序一篇，文末魏氏题名之后，摹印有阴文篆书"魏曰祈"及阳文篆书"乙丑进

士"印章二枚，序中又有"余游郡城，会其书寿梓已竟功，为叙其端"一句。考魏氏，清扬州府兴化县人（今江苏兴化），《咸丰重修兴化县志》有传，言其以康熙二十四年乙丑科三甲（1685）及第，检《明清进士题名碑录》康熙二十四年条，魏氏名列"三甲第七十五名"，确与所署"乙丑进士"相符，则此叙当作于魏氏1685年（即康熙二十四年）及第后重游扬州之时，是以《正宗》一书刻成年月之上限当为1685年（康熙二十四年），而非史氏作序之日（康熙十七年）或其子重校之时（康熙十九年），诸家所载似多有缺误。又据魏氏序所云，该书刊刻地点在扬州。另据抄本牌记，其刊刻书坊为美延堂。

以意推之，康熙十七年（1678）或为史氏书稿初成，记叙著书原委之时；康熙十九年（1680）则为其子继焞重新誊录校字之时。

四、《伤寒正宗》的学术特点

《伤寒正宗》一书的注释，主要运用以经解经的方法，注解力求简明扼要，并在各条之中引用历代医家述论精旨进行补充，使得《伤寒论》条文简洁明晰，十分便于理解学习。是书亦堪称继承与发扬仲景学说一部专著。而在学术思想方面，该书具有以下特点：

1. 倡错简，不废序例

《伤寒论·序例》一篇，是伤寒学术史上的一桩公案，以明末方有执、清代喻嘉言为代表的"伤寒错简派"，更是对王叔和重编之"序例"大加苛责。而史氏虽十分推重喻嘉言，但却认为"叔和编次仲景之书，引轩岐之经，杂以己意而为之序例……其失仲景之旨不啻什百矣。"认为《伤寒序例》虽非仲景原作，但仍不失为一篇有助于研究《伤寒论》精要的重要作品，故而在注释《伤寒论》时，仍将王叔和所做"序例"作为一家之言收入注释之中。

考察史氏崇尚"错简派"，服膺喻嘉言的原因，大概有二：一是因为"错简学说"虽发自方有执，但经喻氏发挥阐扬后方成为清代伤寒学主流思想，其影响深远，遍及整个清代中医界；二则《尚论篇》在清初的著成与传播，恰是史氏沉潜医籍，逐渐由学医临证到自有心得、著书立说的过程。

2. 明大法，详析八纲

伤寒一症，虽曰外感，但传经之变甚多，如发热既为太阳经之主症，又是阳明、少阳之兼证；腹痛是太阳经误下之主症，又是阳明经之兼症。诸症之间，错综复杂，不明提纲，无由知其所以。

史氏有鉴于此，故于卷四"证治方论"之中，首列"四时不同、传变、汗下大法、吐法、愈解"，使学者于辨证之先，先明辨证疗病大纲。诸条目之间，环环相扣，说明了四季不同、六气有异致人伤寒之不同；伤寒虽自表受，但传变各异；汗法虽为正治，吐下亦不可忽；六经病证向愈与病解之机等诸多伤寒论基本问题。

除阐明《伤寒论》的基本问题以外，史氏又运用"八纲辨证"的方法区分，提纲挈领地讲解六经病发展与辨证规律，如卷四"阴阳"条详引戴原礼论阴证、阳证之说，揭示了六经病的传变实质，及各种症状的阴阳属性，使初学者更加便于掌握《伤寒论》一书的辨证规律。

对于伤寒病传变的基本途径，史氏认为伤寒病的传变，不能囿于《素问·热论》"伤寒一日，巨阳……二日阳明受之"之说，"伤寒先犯太阳以次而传，此特言其概耳"（卷四·传变），其传变途径与证候不同性质密切相关。对于传变的治疗则应"至如病之逾越，不可泥于次序，当随证施治"。

3. 阐病因，区分寒温

受明末清初温病学说兴起的影响，史氏意识到伤寒、温病的差别，在《伤寒正宗》一书中，不仅在讨论伤寒病证时旁及温病，还列有专条讨论二者的区别，内容涉及病因、证候、诊法、证治等各个方面。

史氏于书中专列"温、暑、疟、疫、湿、痰、脚气、内伤"八证，从而对温病展开有针对性的论述。其论暑云："长夏湿热蒸人，损伤元气，四肢困倦，精神短少，两脚痿软，遇早晚之际则发寒厥，日高之后复热如火，乃阴阳气血俱不足也。或心胸痞满，肢节沉疼，或气高而喘，身热而烦，小便黄而少，大便溏而频，或利或渴，自汗体重，此气不病而血先病也"，先点明了暑证之因"湿热蒸人，损伤元气"，然后描述主证"四肢困倦，精神短少，两脚痿软"，辅以次症"遇早晚之际则发寒厥，日高之后复热如火"，最后指明症结所在"乃阴阳气血俱不足也"，可谓详尽。

4. 重脉学，完善诊法

通过脉象诊察疾病的虚实寒热，判断疾病的阴阳表里，是贯穿《伤寒正宗》一书的主导思想，如解"烦证"云："大烦欲解者，其脉必和，但脉不应者，为难治。若是足冷、脉沉细而微者，此阴证之烦也，急用人参、附子热剂温之。若内伤劳役、阴虚火动而烦者，其人身倦无力、自汗、尺脉浮虚也，宜补中益气汤加炒黄连、生地黄、麦门冬、黄柏、知母之类也。若不得睡而心烦者，兼服朱砂安神丸，纳其浮溜之火而安神明也。"通过对脉之微细、浮虚、应与不应，来指导判断疾病向愈与否和治疗用药。

史氏临证也注重望诊，认为"四时之色相生则吉，而相克则凶"，善于运用五行生克来说明病色与病证的关系，进而对疾病的愈后进行判断。如云："青赤见于春，赤黄见于夏，黄白见于长夏，白黑见于秋，黑青见于冬，此乃相生之色也。若肝病之色青而白，心病之色赤而黑，脾病之色黄而青，肺病之色白而赤，肾病之色黑而黄，此皆五行之相克，为难治矣"。

五色虽能断疾病之吉凶，但略显笼统，史氏又通过结合不同器官，在不同疾病下所表现的不同颜色来收集辨证资料，如目、鼻、口唇、耳、舌、身等方面，极大地丰富了外感热病的诊察方法。

总书目

医经

内经博议

内经提要

内经精要

医经津渡

素灵微蕴

难经直解

内经评文灵枢

内经评文素问

内经素问校证

灵素节要浅注

素问灵枢类纂约注

清儒《内经》校记五种

勿听子俗解八十一难经

黄帝内经素问详注直讲全集

基础理论

运气商

运气易览

医学寻源

医学阶梯

医学辨正

病机纂要

脏腑性鉴

校注病机赋

内经运气病释

松菊堂医学溯源

脏腑证治图说人镜经

脏腑图书症治要言合璧

伤寒金匮

伤寒考

伤寒大白

伤寒分经

伤寒正宗

伤寒寻源

伤寒折衷

伤寒经注

伤寒指归

伤寒指掌

伤寒选录

伤寒绪论

伤寒源流

伤寒撮要

伤寒缵论

医宗承启

桑韩笔语

伤寒正医录

伤寒全生集

伤寒论证辨

伤寒论纲目

伤寒论直解

伤寒论类方

伤寒论特解

伤寒论集注（徐赤）

伤寒论集注（熊寿试）

伤寒微旨论

伤寒溯源集

订正医圣全集

伤寒启蒙集稿

伤寒尚论辨似

伤寒兼证析义

张卿子伤寒论

金匮要略正义

金匮要略直解

高注金匮要略

伤寒论大方图解

伤寒论辨证广注

伤寒活人指掌图

张仲景金匮要略

伤寒六书纂要辨疑

伤寒六经辨证治法

伤寒类书活人总括

张仲景伤寒原文点精

伤寒活人指掌补注辨疑

诊　法

脉微

玉函经

外诊法

舌鉴辨正

医学辑要

脉义简摩

脉诀汇辨

脉学辑要

脉经直指

脉理正义

脉理存真

脉理宗经

脉镜须知

察病指南

崔真人脉诀

四诊脉鉴大全

删注脉诀规正

图注脉诀辨真

脉诀刊误集解

重订诊家直诀

人元脉影归指图说

脉诀指掌病式图说

脉学注释汇参证治

针灸推拿

针灸节要

针灸全生

针灸逢源

备急灸法

神灸经纶

传悟灵济录

小儿推拿广意

小儿推拿秘诀

太乙神针心法

杨敬斋针灸全书

本　草

药征

药鉴

药镜

本草汇

本草便

法古录

食品集

上医本草

山居本草

长沙药解

本经经释

本经疏证

本草分经

本草正义

本草汇笺

本草汇纂

本草发明

本草发挥

本草约言

本草求原

本草明览

本草详节

本草洞诠

本草真诠

本草通玄

本草集要

本草辑要

本草纂要

药性提要

药征续编

药性纂要

药品化义

药理近考

食物本草

食鉴本草

炮炙全书

分类草药性

本经序疏要

本经续疏

本草经解要

青囊药性赋

分部本草妙用

本草二十四品

本草经疏辑要

本草乘雅半偈

生草药性备要

芷园臆草题药

类经证治本草

神农本草经赞

神农本经会通

神农本经校注

药性分类主治

艺林汇考饮食篇

本草纲目易知录

汤液本草经雅正

新刊药性要略大全

淑景堂改订注释寒热温平药性赋

用药珍珠囊　珍珠囊补遗药性赋

方　书

医便

卫生编

袖珍方

仁术便览

古方汇精

圣济总录

众妙仙方

李氏医鉴

医方丛话

医方约说

医方便览

乾坤生意

悬袖便方

救急易方

程氏释方

集古良方

摄生总论

摄生秘剖

辨症良方

活人心法（朱权）

卫生家宝方

见心斋药录

寿世简便集

医方大成论

医方考绳愆

鸡峰普济方

饲鹤亭集方

临症经验方

思济堂方书

济世碎金方

揣摩有得集

疢斋急应奇方

乾坤生意秘韫

简易普济良方

内外验方秘传

名方类证医书大全

新编南北经验医方大成

临证综合

医级

医悟

丹台玉案

玉机辨症

古今医诗

本草权度

弄丸心法

医林绳墨

医学碎金

医学粹精

医宗备要

医宗宝镜

医宗撮精

医经小学

医垒元戎

证治要义

松厓医径

扁鹊心书

素仙简要

慎斋遗书
折肱漫录
济众新编
丹溪心法附余
方氏脉症正宗
世医通变要法
医林绳墨大全
医林纂要探源
普济内外全书
医方一盘珠全集
医林口谱六治秘书
识病捷法

温　病

伤暑论
温证指归
瘟疫发源
医寄伏阴论
温热论笺正
温热病指南集
寒瘟条辨摘要

内　科

医镜
内科摘录
证因通考
解围元薮
燥气总论
医法征验录
医略十三篇

琅嬛青囊要
医林类证集要
林氏活人录汇编
罗太无口授三法
芷园素社痎疟论疏

女　科

广生编
仁寿镜
树蕙编
女科指掌
女科撮要
广嗣全诀
广嗣要语
广嗣须知
孕育玄机
妇科玉尺
妇科百辨
妇科良方
妇科备考
妇科宝案
妇科指归
求嗣指源
坤元是保
坤中之要
祈嗣真诠
种子心法
济阴近编
济阴宝筏
秘传女科

秘珍济阴

黄氏女科

女科万金方

彤园妇人科

女科百效全书

叶氏女科证治

妇科秘兰全书

宋氏女科撮要

茅氏女科秘方

节斋公胎产医案

秘传内府经验女科

外科真诠

枕藏外科

外科明隐集

外科集验方

外证医案汇编

外科百效全书

外科活人定本

外科秘授著要

疮疡经验全书

外科心法真验指掌

片石居疡科治法辑要

儿　科

婴儿论

幼科折衷

幼科指归

全幼心鉴

保婴全方

保婴撮要

活幼口议

活幼心书

小儿病源方论

幼科医学指南

痘疹活幼心法

新刻幼科百效全书

补要袖珍小儿方论

儿科推拿摘要辨症指南

外　科

大河外科

伤　科

正骨范

接骨全书

跌打大全

全身骨图考正

伤科方书六种

眼　科

目经大成

目科捷径

眼科启明

眼科要旨

眼科阐微

眼科集成

眼科纂要

银海指南

明目神验方

银海精微补

医理折衷目科

证治准绳眼科

鸿飞集论眼科

眼科开光易简秘本

眼科正宗原机启微

咽喉口齿

咽喉论

咽喉秘集

喉科心法

喉科杓指

喉科枕秘

喉科秘钥

咽喉经验秘传

养　生

易筋经

山居四要

寿世新编

厚生训纂

修龄要指

香奁润色

养生四要

养生类纂

神仙服饵

尊生要旨

黄庭内景五脏六腑补泻图

医案医话医论

纪恩录

胃气论

北行日记

李翁医记

两都医案

医案梦记

医源经旨

沈氏医案

易氏医按

高氏医案

温氏医案

鲁峰医案

赖氏脉案

瞻山医案

旧德堂医案

医论三十篇

医学穷源集

吴门治验录

沈芊绿医案

诊余举隅录

得心集医案

程原仲医案

心太平轩医案

东皋草堂医案

冰壑老人医案

芷园臆草存案

陆氏三世医验

罗谦甫治验案

临证医案笔记

丁授堂先生医案

张梦庐先生医案

VII

养性轩临证医案

养新堂医论读本

祝茹穹先生医印

谦益斋外科医案

太医局诸科程文格

古今医家经论汇编

莲斋医意立斋案疏

医　史

医学读书志

医学读书附志

综　合

元汇医镜

平法寓言

寿芝医略

杏苑生春

医林正印

医法青篇

医学五则

医学汇函

医学集成

医学辩害

医经允中

医钞类编

证治合参

宝命真诠

活人心法（刘以仁）

家藏蒙筌

心印绀珠经

雪潭居医约

嵩厓尊生书

医书汇参辑成

罗氏会约医镜

罗浩医书二种

景岳全书发挥

新刊医学集成

寿身小补家藏

胡文焕医书三种

铁如意轩医书四种

脉药联珠药性食物考

汉阳叶氏丛刻医集二种